健康优先_的逻辑与治理

袁廿一 ——

著

U0352488

群言出版社
QUNYAN PRESS
·北京·

图书在版编目（CIP）数据

健康优先的逻辑与治理 / 袁廿一著 . -- 北京：群
言出版社，2021.11
　　ISBN 978-7-5193-0664-9

　　Ⅰ. ①健… Ⅱ. ①袁… Ⅲ. ①医疗保健事业—研究—
中国 Ⅳ. ①R199.2

　　中国版本图书馆 CIP 数据核字（2021）第 189993 号

责任编辑：孙平平　卢　珊
封面设计：逸品书装设计

出版发行：群言出版社
地　　址：北京市东城区东厂胡同北巷 1 号（100006）
网　　址：www.qypublish.com（官网书城）
电子信箱：qunyancbs@126.com
联系电话：010-65267783　65263836
经　　销：全国新华书店

印　　刷：北京虎彩文化传播有限公司
版　　次：2021 年 11 月第 1 版　2021 年 11 月第 1 次印刷
开　　本：880mm×1230mm　　1/32
印　　张：9.75
字　　数：212 千字
书　　号：ISBN 978-7-5193-0664-9
定　　价：48.00 元

·前　言·

在人类的发展历程中，追求健康是一个古老而又新鲜的命题。毕竟生命中其他方面的美好离开健康皆大打折扣，甚至根本就无从谈起。故而古今中外人民群众始终存在着健康优先的经验认知和美好需要，先贤先哲们亦提供了不少攸关健康优先的理论渊薮和真知灼见。进入中国特色社会主义新时代，习近平总书记做出了"人民至上、生命至上""要把人民健康放在优先发展的战略地位""始终把人民群众生命安全和身体健康放在第一位""保护人民生命安全和身体健康可以不惜一切代价"等一系列重要论述。近年来健康中国上升为国家战略，党的十九届五中全会做出全面推进健康中国建设的部署，《中华人民共和国国民经济和社会发展第十四个五年规划和 2035 年远景目标纲要》提出到 2035 年建成健康中国。《"健康中国 2030"规划纲要》将健康优先定为首要遵循原则，《中华人民共和国基本医疗卫生与健康促进法》则进一步为施行健康优先、建设健康中国提供了法律保障。不过，健康优先仍是一个富有中国特色的新生词汇，在国际上并无直接对应的表述，尽管在当下颇具政策意涵和实践指向，但其科学内涵、基本逻辑和治理路径尚待进一步厘清。围绕健康优先的大命题，在理论层面和实践领域实际上还包含着如下一系列子命题亟需探讨：

既然健康优先作为价值追求具有天经地义的应然性，为何人类的健康又面临着实然困境？尤其是当前我国人民对于健康优先的认知和愿望，与健康优先的实际行动和结果之间似乎存在着难以逾越的鸿沟，这一迷雾重重的"时代迷思"缘何造成，如何破解？

究竟何为健康优先？截至目前，国际上有哪些理论范式可资借鉴，有哪些实践经验可供参考？如何放眼宽广视野，变换不同视角，系统全面地阐释健康优先的科学内涵？

进入中国特色社会主义新时代，健康优先命题的提出显然具有合规律性与合目的性。可是，健康优先为何是在中国率先提出？换言之，我国的健康优先的施行又遵循了怎样的逻辑？是否可以融合交叉学科的相关理论，扎根于富有特征化事实的社会实践，跨越中华民族传承的历史时空，通过建构一个分析框架，继而展开演绎健康优先的基本逻辑？

秉持"大卫生、大健康"理念，借鉴西方理论范式和实践经验，融入中国特色社会主义"五位一体"总体布局，如何基于系统论构建一个契合实际的健康优先的治理框架和评价模型？我国当前健康优先的状况如何，短板何在？下一步的治理路径究竟走向何处？

以上命题在本书中都要做出回应。坚持问题导向，本书提出一个时代迷思：进入中国特色社会主义新时代，为何人们明明更加知晓健康的重要性，却难以在实践中坚持健康优先？这并不限于微观层面，宏观至国家和社会，很大程度上亦然。知行之间，或者说理想与现实的鸿沟当中，隐藏着亟待破解的时代迷思。沿着探求谜底的逻辑起点展开，或通过规范研究，或通过实证分析，或二者兼而用之，健康优先的科学内涵、生成逻辑、治理框架、治理评价以及中国当前健康优先的问题和对策都将作为重要内容在本书中依次予以呈现。

袁廿一

·目 录·

第一章

应然与实然之间：破解健康优先的时代迷思

　　古往今来，健康一直是人类美好生活需要的重要内容，对于健康的追求亦成为中国人民永恒的命题。尤其是进入中国特色社会主义新时代，人民群众更加注重和追求健康，健康需要日益增长，富有实际购买力的健康需求也越发强劲，攸关健康优先的诉求几乎成为全社会的普遍共识。为此，2017 年党的十九大报告明确提出实施健康中国战略，2020年党的十九届五中全会提出接下来要全面推进健康中国建设，到二〇三五年建成健康中国，2021 年《中华人民共和国国民经济和社会发展第十四个五年规划和 2035 年远景目标纲要》做出了进一步部署，而在 2016 年中共中央、国务院印发的《"健康中国 2030"规划纲要》则把健康优先设定为建设健康中国必须遵循的首要原则，这些都及时有力地呼应了全社会诉求。显然，健康优先已经成为建设健康中国、推进健康治理的重要工具和主要归宿。不过，反观时代背景下芸芸众生的现实状况，健康这一美好愿望在实际的序数排列中远远未能实现"优先"的结果，导致理想层面健康优先的认知和愿望，与现实层面健康优先的行动和结果之间，似乎存在难以逾越的鸿沟。个人如此，宏观至国家和社会，很大程度上亦然。围绕健康优先的命题，知行之间，或者说理想与现实的鸿沟当中，隐藏着亟待破解的时代迷思。

第一节　健康优先的应然追求与实然困境

作为应然的价值追求，不管是出于人类的实践经验认知还是理论逻辑演绎而言，健康优先都有着天然而又必然的应然性。特别是新冠肺炎疫情发生以来，全社会前所未有地被激发并形成了敬畏生命、珍爱健康的氛围。然而，由于种种原因，无论在微观层面还是宏观层面，我国的健康优先都面临着种种挑战，遭遇似乎难以从现实此岸跨越到理想彼岸的困境。

一、健康优先属于应然的价值追求

价值是人类社会活动的目的，而健康无疑对人的活动有着重要的价值指向。"一部人类文明史可以说是人类同瘟疫斗争的历史。天花、鼠疫、出血热等重大疾病都造成了骇人听闻的致死人数和巨大破坏。"[①] 因此，千百年来，人民群众始终存在着健康优先的经验认知和美好需要。毕竟，健康的体魄是各种效用得以满足的基本载体，一旦离开健康，生命中其他方面的美好皆大打折扣，甚至成为无源之水、无本之木，根本就无从谈起。当一个人的健康完全丧失之时也就意味着其生命的终结，"人将不再为人"。正因为此，健康乃天赋人权，保障人的健康是维护人自身尊严、实现人的全面

---

① 习近平．构建起强大的公共卫生体系　为维护人民健康提供有力保障 [J]．求是，2020（18）：4-11.

发展的必然要求。健康优先本身就是一种价值取向，"优先维护和促进健康"这一价值的实现过程就意味着健康人力资本的生产过程的同步进行，所以作为应然的价值追求，健康优先在理论上合乎天然的逻辑。国际上也普遍将公民健康权作为基本人权，这在《世界卫生组织组织法》以及很多重要的国际公约、区域公约和一些国家的宪法中都有着直接反映，我国也全面加强了对公民健康权的法律保障。

健康的广袤内涵决定着健康优先价值追求的全面性和持续性。关于健康的经典定义，当属 1946 年《世界卫生组织组织法》中首次给出的多维度的描述："健康不仅为疾病或羸弱之消除，而系体格、精神与社会之完全健康状态"[1]，这在国际社会广为接受，至今仍呈现出勃勃生命力。价值追求是支配人类社会进步的动力。人类正是在追求全方位的健康这个重要源动力的支配下，才能够不断推动社会进步，当然与此同时人类文明程度、预期寿命和健康素养水平也在不断提升。在我国国民素质普遍提高、人均预期寿命大大延长以及居民健康素养水平稳步提升的当下[2]，老百姓同样也越

---

[1] Constitution of the World Health Organization[J]. *Public Health Reports* (*1896—1970*), 1946, 61 (35).

[2] 我国居民素养水平监测内容以《中国公民健康素养——基本知识与技能》为依据，包括基本健康知识和理念、健康生活方式与行为、基本技能三个方面。新冠肺炎疫情有力推动了居民健康素养水平提升，2020 年达到 23.15%，比 2019 年增长 3.98 个百分点，增长幅度为历年最大，其中健康生活方式与行为素养水平提升幅度最大。参见：2020 年全国居民健康素养水平升至 23.15%[EB/OL]. (2021-04-01)[2021-04-27].www.nhc.gov.cn/cms-search/xxgk/getManuscriptXxgk.htm?id=6cede3c9306a41eeb522f076c82b2d94.

来越接受、认可健康的多维度内涵，对于健康的重要性和优先级更有着清醒的认知和判断。耳熟能详的经典阐述莫过于以朴素的数论哲学来演绎健康公理：健康第一，如果把人生的诸多追求比作一个不断生成的多位数的话，那么健康才是最前面的那个 1，事业、家庭、地位、钱财、美色等等都好比后面的 0；有了最前面的 1 作为保障、支撑和引领，后面的 0 才有依托和意义，才越多越好，反之则一切皆无，正可谓"1 之不存，0 将焉附"？！唯有尊重和保障每位公民的健康权利才能增进人的健康福祉，促进人的全面发展，而维护包括健康权利在内的公民权利又是立党为公、执政为民的逻辑起点，更是我国贯彻"以人民为中心"发展思想的生动体现。因此，从价值追求层面来讲，优先维护生命健康成为每个人理想状态中的理性决策，"以人民健康为中心"正是中国共产党的根本宗旨和执政理念在卫生健康领域的集中体现，无论是从微观个体还是宏观层面上讲，健康优先的价值应然性都有着天然而又必然的基本逻辑。

二、健康优先在我国正遭遇现实困境

尽管健康作为人类的美好愿望和基本诉求而为人们孜孜以求、设法维护，当下围绕健康议题的讨论和实践仍然存在一个怪圈：往往是自"健康"始，而以"疾病和医疗"终，在现实生活中"健康等于不生病""保持健康必须以治病为中心"的传统健康观念已被历时性地建构为一种具有特定逻辑的价值理念、话语体系和实践活动①。尤其令人沮丧的是，囿于以上这个怪圈，对标健康优先的"丰满"理想，损害乃至痛失健康的客观现实却相当"骨感"。亚健康、慢性病、职业病等在很大程度上成为国人当前健康状况的普遍现象，猝死、过劳死等消息报道亦不绝如缕。

对于健康优先，每个人"想起来"都很向往，大家"谈起来"亦能形成共识，但是"做起来"往往难以到位，可能由于缺乏自律、他律，或者迫于某些客观约束条件而无可奈何，这就造成了人们对于健康的追求与对于其他方面的偏好之间的碰撞与冲突。丁香医生《2021 国民健康洞察报告》显示：2020 年人们对自身健康的期望值平均为 8.4 分，但自评健康状况打分平均只有 6.4 分，为改善自身健康而付出的努力得分仅 5.5，尚不到及格线。健康期望值和自评健康状况之间的差值，以及改善健康的努力程度欠缺，反映出来的正是健康优先的理想与现实之间存在明显差距的残酷事实，其原因通常在于自身不够努力，自我管理很难②。以个体不良行为习惯为例，熬夜、酗酒、吸毒等有害健康的行为的形成，往往是由于缺乏自律而导致的习惯性成瘾的后果，如此一来在不顾健康而偏好这些有害行为的强烈冲击下，健康的优先地位自然不复存在。再以过劳为例。随着现代社会的竞争激烈化、生产生活节奏加快、各种压力加大，日常生活中

---

① 唐钧，李军．健康社会学视角下的整体健康观和健康管理 [J]．中国社会科学，2019（8）：130-148，207．
② 自身健康期望值、自评健康状况、为改善自身健康而付出的努力，三项指标均为 10 分制，调查样本数量为 56196。参见：丁香医生．2021 国民健康洞察报告 [R]．杭州：丁香医生数据研究院，2021．

过度劳累司空见惯。

　　接下来我们将视野由微观层面转移到宏观层面上来，发现健康优先同样面临困境，挑战重重：一方面是国家致力于维护生命安全、增进国民健康等民生福祉的目标追求，另一方面则是长期以来经济增长偏好、GDP 崇拜的惯性下各种健康影响因素干预不力，造成健康促进总体不足乃至国家健康资本受损的实际状况。毋庸置疑，呵护百姓生命健康高度契合中国共产党全心全意为人民服务的宗旨，谋求人民健康福祉亦是政府执政为民的题中应有之义，对生命安全和国民健康的维护和促进，自然成为党和政府的初心和使命的重要组成部分。新中国成立后特别是改革开放以来，我国卫生健康事业获得了长足发展，居民主要健康指标总体优于中高收入国家平均水平。然而，改革开放四十多年来以经济建设为中心的倾向，在带来相当丰裕的物质财富和现代化的便利的同时，对人民的健康也构成了形形色色、程度不一的挑战和损害。例如，触目惊心的安全生产事故，人人自危的食品质量问题，普遍关注的生态环境破坏，日益凸显的职业健康诉求，以及很长一段时期"重医疗、轻预防"的医疗卫生体制弊端，等等。中国人均预期寿命虽然获得了长足的提高，但相比较而言，人均健康预期寿命仍有较大提升空间，以 2016 年为例，我国人均预期寿命和人均健康预期寿命分别为76.4岁、68.7岁 ①，两者之间7.7年的差值意味着国人平均有近 8 年的时间在带病生存，虽然从总人口上来看在一定程

---

① 2016 年中国人均预期寿命和人均健康预期寿命的数据来自《世界卫生统计 2020》(*WORLD HEALTH STATISTICS 2020*)。

度上可以说长寿了，但长寿年限并不等同于健康年限，我国的人均健康年限大大低于长寿年限，这也正反映了健康维护和促进的短板和空间。总之，对标对表到 2035 年建成健康中国的目标任务，我国健康优先的宏观困境，遭遇当前工业化、城镇化、老龄化以及疾病谱、生态环境、生活方式变化等多重挑战，加之眼下卫生健康发展的不平衡不充分，更加彰显出施行健康优先的必要性和迫切性。

第二节　研究的现实意义与学术价值

建设健康中国在党的十九大报告中上升为国家战略，并由《中华人民共和国基本医疗卫生与健康促进法》定为国家法律，未来 10 多年建设健康中国的任务书、路线图和时间表也在《"健康中国 2030"规划纲要》《健康中国行动（2019—2030 年）》等中央文件中得以描绘，但总体来看新时代健康中国的建设方兴未艾，对标党的十九届五中全会和《中华人民共和国国民经济和社会发展第十四个五年规划和2035 年远景目标纲要》提出的"把保障人民健康放在优先发展的战略位置，全面推进健康中国建设，到二〇三五年建成健康中国"[①] 的目标而言任重而道远，战略实施和政策执行层面的推进思路和实际抓手依然捉襟见肘。本书力求厘清健康优先的科学内涵和治理路径，以资推促各级政府各部门的

---

① 中华人民共和国国民经济和社会发展第十四个五年规划和 2035 年远景目标纲要 [N]. 人民日报，2021-03-13（1）.

政策细化和实际操作，预期研究成果将为政府尤其是卫生健康、人力资源、社会保障、发展改革、财政等相关部门制定相应细化政策，以加强和改善健康优先的治理提供研究依据和重要参考。而加强和改善健康优先的治理，势必对夺取新时代中国特色社会主义伟大胜利而奠定坚实的健康基础具有重要意义，并产生较好的经济社会效益。

从理论视野看，在新时代围绕健康优先的逻辑与治理这一主题开展研究亦具有较高的学术价值。中国特色社会主义进入新时代是我国发展新的历史方位，健康优先在新的历史方位中被《"健康中国2030"规划纲要》设定为建设健康中国必须遵循的首要原则，排在了"改革创新""科学发展""公平公正"其他三项原则之前。《"健康中国2030"规划纲要》虽然在指导思想中对健康优先这一原则做出了简要说明，但关于健康优先的具体内涵尚待进一步厘清，而关于健康优先的基本逻辑与有效治理，更有待学理上的深入探究。通过文献梳理，可以发现截至目前国内外普遍认可生物—心理—社会医学模式以及世界卫生组织（WHO）界定的身体、心理、社会适应多层面完好状态的健康内涵，"大卫生、大健康"理念亦成为学界共识和政策话语。循着"大卫生、大健康"理念进行追溯，我们发现健康优先相关的理论和政策研究涵盖了医学、管理学、政治学、经济学、人口学、社会学等多个学科，属于典型的交叉性学科范畴。总体来看，目前国内外关于健康优先的相关性的研究成果颇丰，但紧紧围绕健康优先的主体性研究仍然欠缺，尤其是对中国特色社会主义进入新时代的背景下攸关健康优先的逻辑与治理的专题性研究不足，不少既有文献仍局限于健康中国或健康治理的一般性研究和碎片化分析，缺乏时代性把握和系统性思考，从而凸显了本书的挖掘空间和学术价值。

总之，本书力求紧扣时代脉搏，秉持"大卫生、大健康"理念，阐释健康优先的科学内涵并演绎其基本逻辑，尝试构建中国特色的健康优先治理模式，预期将会拓展卫生健康问题的研究思路，丰富卫生健康治理的研究内容，从而为推动全球卫生健康领域的治理变革，构建人类卫生健康共同体贡献中国智慧和中国力量。

第三节 研究的时代背景与政策指向

党的十九届五中全会提出接下来要全面推进健康中国建设，把保障人民健康放在优先发展的战略位置，深入实施健康中国行动，到二〇三五年建成健康中国[1]。《中华人民共和国国民经济和社会发展第十四个五年规划和 2035 年远景目标纲要》做出了进一步部署。由此可以判定，迈上开启全面建设社会主义现代化国家的新征程，在"老乡"都过上"小康"生活之后[2]，全民健康的重要性更加凸显，卫生健康命题亦将在各级党政议程中占据越来越重要的优先位置，厘清健康优先的基本治理思路和具体治理路径自然成为当务之急。

---

[1] 中共中央关于制定国民经济和社会发展第十四个五年规划和二〇三五年远景目标的建议 [EB/OL].（2020-11-03）[2020-11-12].http：//www.gov.cn/zhengce/2020-11/03/content_5556991.htm.

[2] 习近平总书记多次强调"小康不小康，关键看老乡"，把农村和农民的脱贫攻坚作为重中之重。

一、新时代人民健康优先的偏好加强

在现代医学模式下，身体、心理、社会适应等多维度完好状态的健康内涵已在国内外形成了广泛共识。进入中国特色社会主义新时代，国人对于健康的评价维度正发生悄然变化，"不生病"或"身体虚弱"等传统观念已不再成为评价健康与否的唯一标准，心理健康、良好的人际关系以及与生理能量摄入（比如睡得好、肠胃好）或者与尊重需求相关的标签（比如皮肤好、身材好、头发好）越来越成为健康的代名词①。新时代多维度的健康评价折射出人民多层次、多样化、品质化的健康需要的强劲势头，并将引领带动人们形成新的认知趋势、消费模式和生活方式。

实际上，尽管现在看来健康优先已成为显而易见的认知理念和理性抉择，但由于多种因素尤其是现代化进程的影响，国人对于健康优先的认知和诉求其实经历了一个相当曲折的过程。众所周知，新中国成立以来我们的现代化进程相对快捷，短短几十年走了发达国家几百年的历程。所以与西方发达国家的既有历程相比，我国的现代化进程突出表现为"压缩的现代化"（Compressed Modernization），这既加强了风险的产生，也没有留出足够时间为风险进行制度化的预期和治理做好准备②。毋庸置疑，进入中国特色社会主义新时

---

① 丁香医生.2020 国民健康洞察报告 [R]. 杭州：丁香医生数据研究院，2020.
② 贝克，邓正来，沈国麟.风险社会与中国：与德国社会学家乌尔里希？贝克的对话 [J]. 社会学研究，2010（5）：208-231.

代，中华民族迎来了从"站起来""富起来"到"强起来"的伟大飞跃[①]，人均预期寿命也从新中国成立前的仅仅35岁提高到了2019年的77.3岁[②]。不过包括卫生健康在内的骄人成绩背后却隐藏着不容忽视的健康风险。改革开放以来很长一段时期，我国利用劳动力人口丰裕的比较优势，抓住人口红利的机会之窗，从而实现了经济高速增长，但是这种高速增长在很大程度上是以损害包括劳动力人口在内的国民的健康为代价的。数据显示，截至2018年年底，全国累计报告职业病97.5万例，约有1200万家企业存在职业病危害，超过2亿劳动者接触各类职业病危害，其中最为严重的尘肺病约占全部报告病例总数的90%，主要分布在采矿业，并呈现年轻化趋势[③]。所以，于此意义上讲，长期以来我国增长率

---

① 习近平.决胜全面建成小康社会夺取新时代中国特色社会主义伟大胜利——在中国共产党第十九次全国代表大会上的报告[N].人民日报，2017-10-28（1）.

② 参见：卫健委.70年来中国人均预期寿命从35岁提高到77岁[EB/OL].（2019-09-26）[2020-01-12].http://www.chinanews.com/gn/2019/09-26/8966320.shtml；2019年我国卫生健康事业发展统计公报[EB/OL].（2020-06-06）[2020-11-12].http://www.nhc.gov.cn/guihuaxxs/s10748/202006/ebfe31f24cc145b198dd730603ec4442.shtml？u=2803301701&m=4512758748898602&cu=2358277357.

③ 一方面，我国是世界上劳动人口最多的国家，2019年全国就业人口达7.75亿人，多数劳动者职业生涯超过其生命一半；另一方面，由于职业健康检查覆盖率低和用工制度不完善等原因，我国职业病实际发病人数远高于报告病例数。参见：防治职业病须建立长效机制——国家卫健委、人社部有关负责人详解职业病防治工作[N].光明日报，2019-05-14（16）；国家卫健委职业健康司：统筹做好疫情防控与职业健康工作[EB/OL].（2020-04-23）[2020-11-12].http://health.people.cn/n1/2020/0423/c14739-31685530.html.

高企的 GDP 实际上是"带血的 GDP""污染的 GDP"。对于尚未富裕的老百姓而言，迫于财富追求乃至基本生计而敢于"拼命挣钱"甚至铤而走险"拿命换钱"，实际上并没能恪守健康优先的准则，遑论把健康放在个人偏好优先序的前列。

随着我国现代化水平的不断提升，尤其是进入中国特色社会主义新时代后，人民群众的物质获得感大大增强，在 2019 年我国 GDP 接近百万亿元，人均 GDP 突破了 1 万美元大关 [①]。新时代人民日益增长的美好生活需要已发展成为包含就业、公共卫生、基本医疗、社会保障环境安全等多维度的高阶需求，是人民群众对全面发展的向往与期待。而健康作为促进人的全面发展的必然要求，是最具普遍意义的民生需求，也是美好生活最重要、最基础的要求 [②]。在坚实的物质基础之上，加之对健康的认识更加全面和到位，劳动者要求体面就业的筹码在加强，老百姓的消费需求也迅速升级，而总体上健康服务消费的收入弹性呈现大于 1 的加强趋势，人民对健康的需求更加强烈而富有支付能力，与健康有关的偏好也在发生转变和进阶，例如由"病有所医"转向"病有良医"，由"看好病"转向"不生病"，由"吃得饱"转向"吃得健康"。总之，新时代人民群众的生命健康问题日益凸显，对健康优先的美好需要明显增强，贯彻以人民为中

---

① 2019 年我国 GDP 的总量为 99.1 万亿元，年末中国大陆总人口 140005 万人，按平均汇率折算，人均 GDP10276 美元。参见：人均 GDP 突破 1 万美元大关具有重要标志性意义 [EB/OL].（2020-01-17）[2021-01-21].http：//www.scio.gov.cn/xwfbh/xwbfbh/wqfbh/42311/42438/zy42442/Document/1672087/1672087.htm.

② 申曙光，马颖颖. 新时代健康中国战略论纲 [J]. 改革，2018（4）：17-28.

心的发展思想，遵循以需求为导向的原则，迫切要求由"以治病为中心"转向"以人民健康为中心"，把人民健康摆在优先发展的战略地位。

二、人民的健康正面临着结构性挑战

尽管当前人民群众对于健康的认识不断深化，对于健康的需要也更加迫切，但观照客观现实，令人沮丧的是，我国国民健康现状并不乐观，健康这一美好愿望在芸芸众生的实际序数排列中远远未能实现"优先"的结果。由健康恶化而引致的问题更不容忽视，维护和促进人民健康的重要挑战不仅在于思想观念和治理靶向的偏差，还在于积弊已久的各种社会因素。"看病难、看病贵"问题沉疴已久，医疗医药、疾病预防、健康促进等卫生健康事业发展依然不平衡、不充分，加之工业化、城镇化、老龄化以及疾病谱、生态环境、生活方式的变化等多重挑战，健康优先似乎面临着难以从现实此岸成功跨越到理想彼岸的困境。

（一）我国国民健康状况堪忧，引发相关问题丛生

世界卫生组织（WHO，2016）一项专门针对中国的健康评估研究显示，近年来我国国民健康状况不容乐观：超重、肥胖问题凸显，心脑血管病、癌症和慢性呼吸系统疾病等死亡人数占老年人总死亡人数的比重高达八成；妇幼卫生问题和传染性疾患逐渐向慢性非传染性疾病转变，后者已成为日常最主要威胁，但急性传染病风险依然不能掉以轻心；

亚健康广泛存在，并且向疾患转归的倾向加剧，等等①。健康状况恶化直接导致个人生命质量降低，并很可能间接引致家庭其他成员的照护服务供给、健康损害以及家庭收入减少，甚至造成因病致贫、因病返贫。健康恶化还意味着疾病经济负担和医疗卫生资源损耗的加重，并且可能会引发医闹、歧视、犯罪等社会不稳定因素。此外，宏观上来看，国民健康状况的恶化必然对国家健康资本和劳动力的质量带来负面影响，这显然对实现经济高质量发展极为不利。如果能及时预防疾病、维护和促进健康的话，那么就可以很大程度上避免微观、中观和宏观层面由于健康损害而造成的直接或间接的相关问题发生，所以施行健康优先完全必要、意义重大。

（二）健康治理靶向存在偏差，亟需矫正治理理念

当前国际共识的生物—心理—社会医学模式以及发达国家既有的成功经验已经表明，在现代社会环境中的健康治理应该把治理疾患的端口前移，将工作重心放在疾病预防上，加强健康促进与健康教育。然而，改革开放很长一段时期内，我国卫生健康领域的治理存在"重医疗、轻预防"的短视倾向，仅局限在狭窄的传统生物医疗领域内企图解决宽广的"大卫生、大健康"问题，陷入怪圈难以突破。老百姓囿于观念认知和经济约束等原因，对疾病预防重视不足，在一定程度上亦习惯于"小病拖、大病扛"，导致"无知造成疾病""小病拖成大病"，甚至"小病酿成大疫"。总体而言，

---

① WHO. 中国老龄化与健康国家评估报告 [R]. 日内瓦，2016.

当前全社会尚未牢固树立"大卫生、大健康"的理念，"预防为主""每个人都是自己健康的第一责任人"的观念远远未能深入人心，按照国际惯例将健康融入所有政策目前尚处于聚焦于号召动员的起步阶段，在卫生健康治理领域开展实质性的跨部门协作、多主体协同工作还有很大的成长空间，亟需引导、强化、推广健康优先的科学理念和治理思路。

（三）健康社会因素积弊甚深，健康优先任重道远

我国国民经济虽然实现了较高速度的增长，但医疗、教育、养老、住房、就业、环保等民生领域仍存在不少"老大难"，即使在经济领域也存在收入差距过大、发展质量不高的问题，经济增长所实现的结果实际上是"欠发展的增长"。可以说，国民在物质获得感增强的同时，尤其付出了健康损害的巨大代价，所以我国更应毅然决然地推行健康优先。当然，眼下环境污染严重、食品药品不安全、基本公共服务欠缺、收入分配不平等、公民健康素养水平偏低等妨害健康的问题之解决绝非一朝一夕之功，面对以上复杂的社会因素掣肘，我国推行健康中国战略和行动刻不容缓，健康优先任重而道远。

三、健康优先的国际范式借鉴

我国提出和施行健康优先战略，既是对长期以来国内卫生健康事业发展规律的深刻认识和精准把握，也是对世界范围内人类卫生健康共同体的发展趋势的主动顺应和积极引领。遵循"大卫生、大健康"的理念，健康的风险涵盖了

自然、社会和人自身发展的诸多因素，但随着现代化水平提升，人们由所处社会地位、所拥有资源而决定的生活和工作环境以及其他各项社会相关因素逐渐居于主导，成为影响健康的决定性因素。国际上，无论是权威组织如联合国（UN）、世界卫生组织（WHO），还是西方发达国家如美国、芬兰、日本等，都提出了类似健康优先的宣言，形成了促进健康优先的经验做法。尤其是随着经济全球化和国际交往日益密切，健康日益成为国家综合国力和竞争力的重要体现，健康优先的战略安排也成为抢占卫生健康领域国际竞争新"制高点"的"先手棋"①。

（一）权威国际机构早已将健康优先纳入全球重要议程

卫生健康是实现可持续发展的基本保障，卫生健康指标也相应地成为可持续发展目标的基础性指标。早在 1990 联合国提出的人类发展指数，就把"健康长寿"作为首要指标与"良好教育"和"体面生活"这两个指标共同来衡量人类发展水平②。2015 年，联合国可持续发展峰会着眼于其后 15 年人类、地球与繁荣而制订通过了全球 2030 年可持续发展议程，致力于让所有人平等和有尊严地在一个健康的环境中充分发挥自己的潜能，议程中的 17 个可持续发展目标便有 4 个与生命安全、卫生健康直接相关，分别为："目标 2. 消

---

① 王昊，苏剑楠，王秀峰. 健康优先的基本内涵与实践经验 [J]. 卫生经济研究，2020，37（2）：3-6.

② Human Development Report 1990[EB/OL].（1990-07-09）[2020-01-12]. https：//www.undp.org/content/undp/en/home/librarypage/hdr/human-development-report-1990.html.

除饥饿，实现粮食安全，改善营养状况和促进可持续农业；目标 3. 确保健康的生活方式，促进各年龄段人群的福祉；目标 6. 为所有人提供水和环境卫生并对其进行可持续管理；目标 11. 建设包容、安全、有抵御灾害能力和可持续的城市和人类住区"，其他 13 个可持续发展目标也与生命安全、卫生健康有着千丝万缕的联系 ①。联合国还决定建立健全充满活力的伙伴关系，协同所有国家、所有利益攸关方和全体人民参与，推动实现包括生命安全、卫生健康在内的全球可持续发展目标。这可以视为在全球广泛的经济、社会、环境议程中，联合国对健康优先的号召与宣言。

卫生健康领域的权威国际机构、联合国（UN）专门机关——世界卫生组织（WHO）对于健康优先则更为推崇。《世界卫生组织组织法》在其遵循原则中明确提出"享受最高而能获致之健康标准，为人人基本权利之一。不因种族、宗教、政治信仰，经济或社会情境各异，而分轩轾""各民族之健康为获致和平与安全之基本，须赖个人间与国家间之通力合作""促进人民卫生为政府之职责；完成此职责，唯

---

① 联合国 2030 年可持续发展议程寻求巩固发展、但又远远超越千年发展目标，包含 17 个可持续发展目标和 169 个具体目标，涵盖了消贫、保健、教育、粮食安全和营养等与卫生健康直接相关发展优先事项，还提出了各种与卫生健康简介相关、更加广泛的经济、社会和环境目标。该议程已于 2016 年 1 月 1 日生效。参见：UNITED NATIONS. TRANSFORMING OUR WORLD：THE 2030 AGENDA FOR SUSTAINABLE DEVELOPMENT[EB/OL]. https：//sustainabledevelopment.un.org/content/documents/ 21252030%20 Agenda%20for%20Sustainable%20Development%20web.pdf，2020-01-12.

有实行适当之卫生与社会措施"①。可见，世界卫生组织赋予卫生健康以各民族幸福、和睦与安全之基础性地位，要求各国政府应采取适当有效措施，担负起促进国民健康的职责，健康优先的定位显而易见。尤其是面对此次突发新冠肺炎疫情，世界卫生组织科学研判、积极行动，及时宣布构成"国际关注的突发公共卫生事件"的警告，尽管不能对有关国家的内政或外交政策施加强制性约束，但在领导全球行动、协调各国政策、维护人类健康和安全方面发挥着重大作用，受到了包括中国在内的国际社会的高度赞赏②。

（二）健康优先在国际上已有可供遵循的成熟范式

中国当前所大力倡导的"大卫生、大健康"理念本身就遵循了系统论思想，而基于健康的影响因素的广泛性，随着新公共管理运动的兴起和发展，健康优先在国际社会中往往指向于对健康进行系统性治理，以多元治理主体协同应对各种健康问题也就成为国际共识。所以"跨部门健康行动"（Intersectoral Action for Health）、"健康促进"（Health Promotion）、"将健康融入所有政策"（Health in All Policies，HiAP）等几乎成了系统性治理健康的代名词。例如，芬兰政府最初将健康作为一个优先领域列入相关议程，颁布实施基于跨部门合作参与的国家健康发展战略，其成功经验在欧盟

---

① 世界卫生组织系依据联合国宪章规定，所特设的联合国卫生健康领域的专门机关。参见：世界卫生组织组织法 [EB/OL]. http ://apps.who.int/gb/bd/PDF/bd47/CH/constitution-ch.pdf?ua=1，2020-01-21.

② 任晶晶 . 增强世卫组织权威和治理能力应成为国际共识 [N]. 光明日报，2020-05-24（11）.

推广并于 2010 年经 WHO《阿德莱德声明》全面总结成 HiAP
正式提出，呼吁开展跨部门合作，目前已被国际社会广泛接
受。此外，国外关于健康教育和健康促进的理论和实践皆有
长足发展，近年来全球性健康促进活动更是方兴未艾。

（三）发达国家就健康优先进行了先行探索

一些发达国家对健康优先的先行探索，集中体现为将
健康纳入了国家社会经济发展战略目标和政府公共政策议
程，并以健康作为重要指标评价政府政策及社会治理现代化
进程，比较突出的通行做法就是聚焦特定时期内影响国民健
康的重大疾病和突出问题，而制定实施中长期的健康专项行
动纲领。例如，作为较早推行国家健康战略的典范，美国
于 1976 年正式通过《健康资讯和健康促进法案》，自 1980
年起便基本上每十年发布一次国家 "健康国民"（Healthy
People）规划，截至 2020 年 8 月美国卫生和公众服务部（the
U.S. Department of Health and Human Services，HHS）发 布
"Healthy People 2030" 之时，美国已颁布实施《健康国民
1990：促进健康与预防疾病》《健康国民 2000：促进健康
与预防疾病》《健康国民 2010：了解和改善健康》《健康国
民 2020：实现测量进展的目标和消除健康差距》《健康国
民 2030：为所有人创造更健康的未来》共 5 个健康国民规
划，致力于指导疾病预防和健康促进，持续改善全体国民
健康 [1]。日本在1978、1988年分别制定了第一次、第二次国

---

[1]　Healthy People 2030[EB/OL].（2020-08-18）[2021-01-12].https：//www.
cdc.gov/nchs/about/factsheets/factsheet-hp2030.htm.

民健康增进战略，进入 21 世纪又制定了第三次国民健康增
进战略即"健康日本 21 世纪计划"，并于 2002 年颁布《健
康增进法》为国民健康增进战略的实施提供法律保障，2015
年又提出《健康日本 2035——2035 年日本通过医疗卫生引
领全球》，即"健康日本 2035"愿景：构建一个面向未来 20
年、适用于全人群、有助于日本经济增长和财富稳定的医疗
卫生体系，转变现有的医疗保健模式，推动每个人发挥潜能
关注自身健康，实现"健康日本"①。国际社会上攸关健康优
先的成熟的治理理论和丰富的健康治理实践，可以为我国构
建中国特色的健康优先治理模式提供一定的借鉴。

四、健康优先的中国方案出台

中国健康优先战略的确立以及富有中国特色的健康中国
建设方案的出台，既体现了党和政府致力于增进和维护人民
健康福祉的初心、使命以及理性决策的回归，也呼应了社会
现实中日益增长的健康需要和各种健康挑战。实际上，党和
国家一直高度关注卫生健康事业发展。进入 21 世纪以来，
在以人为本作为核心的科学发展观，以及以人民为中心的发
展思想的指引下，施行健康优先、建设健康中国逐渐上升为
国家战略。

在健康优先、健康中国正式上升为国家战略之前，其
实经过了一段时间的酝酿。2007 年，原国家卫生部部长陈

---

① 王昊，张毓辉，王秀峰.健康战略实施机制与监测评价国际经验研究
[J].卫生经济研究，2018（6）：38-40.

竺最早提出建设健康中国，并启动了健康中国 2020 战略研究 [①]，这可以视为健康中国战略的雏形。2015 年 10 月 29 日，推进健康中国建设正式写入党的十八届五中全会公报 [②]。建设健康中国，根本目的是实现全民健康，首要原则在于坚持健康优先。习近平总书记在 2016 年 8 月召开的进入 21 世纪以来首次全国卫生与健康大会上强调，"没有全民健康，就没有全面小康""要把人民健康放在优先发展的战略地位" [③]。2016 年 10 月，《"健康中国 2030"规划纲要》出台，提出了健康中国建设的战略目标和任务，在其指导思想中又明确把健康优先作为未来 15 年推进健康中国建设主要遵循的首要原则 [④]。2017 年 10 月，党的十九大报告明确指出，在中国特色社会主义新时代，"要实施健康中国战略。完善国民健康政策，为人民群众提供全方位全周期健康服务" [⑤]。2019 年 6 月，国务院印发了《关于实施健康中国行动的意见》（国发〔2019〕13 号），7 月成立了健康中国行动推进委员会，并发布《健康中国行动（2019—2030 年）》《健康中国行动组织实

① 李滔，王秀峰.健康中国的内涵与实现路径 [J].卫生经济研究，2016（1）：4-10.

② 中国共产党第十八届中央委员会第五次全体会议公报 [J].共产党员，2015（21）：4-7.

③ 习近平.把人民健康放在优先发展战略地位努力全方位全周期保障人民健康 [N].人民日报，2016-08-21（1）.

④ 中共中央国务院印发《"健康中国 2030"规划纲要》[J].中华人民共和国国务院公报，2016（32）：5-20.

⑤ 习近平.决胜全面建成小康社会，夺取新时代中国特色社会主义伟大胜利——在中国共产党第十九次全国代表大会上的报告 [N].人民日报，2017-10-28（1）.

施和考核方案》（国办发〔2019〕32号），以上健康中国行动有关文件与《"健康中国2030"规划纲要》等中央文件全景式地描绘了未来10多年健康中国建设尤其是疾病预防和健康促进等工作的路线图、时间表和任务书①。

2019年12月28日第十三届全国人民代表大会常务委员会第十五次会议通过，并于2020年6月1日起生效施行的《中华人民共和国基本医疗卫生与健康促进法》明确提出"国家实施健康中国战略""各级人民政府应当把人民健康放在优先发展的战略地位"②，这为施行健康优先、建设健康中国提供了进一步的法律保障。2020年10月29日，党的十九届五中全会提出接下来要全面推进健康中国建设，把保障人民健康放在优先发展的战略位置，深入实施健康中国行动，到二〇三五年建成健康中国③，这在2021年3月13日发布的《中华人民共和国国民经济和社会发展第十四个五年规划和2035年远景目标纲要》中得到进一步部署。至此，中国已经形成了以宪法为统领，以《中华人民共和国基本医疗卫生与健康促进法》为基础性、综合性法律遵循，以民事法律法规、卫生行政法律法规、地方性法规等为实施基础，

---

① 国家卫健委规划发展与信息化司.关于健康中国行动有关文件的政策解读 [EB/OL].（2019-07-12）[2021-01-12].http ://www.nhc.gov.cn/guihuaxxs/s3586s/201907/43580c960ae941cbb544aa8864c7aad6.shtml.

② 中华人民共和国基本医疗卫生与健康促进法 [EB/OL].（2019-12-29）[2021-01-12].http ://legal.people.com.cn/n1/2019/1229/c42510-31527228.html.

③ 中共中央关于制定国民经济和社会发展第十四个五年规划和二〇三五年远景目标的建议 [EB/OL].（2020-11-03）[2021-01-12].http ://www.gov.cn/zhengce/2020-11/03/content_5556991.htm.

以卫生健康领域各种纲要、纲领、计划为行动指南的卫生健康制度体系，为施行健康优先和推进健康中国建设提供了坚实保障 ①。

第四节　研究思路

遵循金登（Kingdon）聚焦政策变迁条件的多源流理论 ②，结合前文分析，不难发现我国卫生健康政策变迁的问题流（Problem Stream）、政策流（Policy Stream）和政治流（Political Stream）业已具备，并且三者相互作用、汇通合流，新时代提出和施行健康优先水到渠成。本书以健康优先的逻辑与治理问题及其应对为出发点和落脚点，沿着"问题提出—逻辑演绎—治理研究—政策建议"的思路展开。首先，分析我国卫生健康领域的主要矛盾和严峻挑战，由应然性和实然性之间的矛盾凝练提出一个"时代迷思"，继而设置健康优先的具体内涵、生成逻辑与治理路径亟需研究这一命题。其次，以人民为中心，结合文献研究、人力资本理论和制度变迁，探讨健康优先的科学内涵及其生成的理论逻辑、实践逻辑和历史逻辑。再次，着眼于治理现代化，融会"五位一体"总体布局，统筹宏观顶层设计（战略、法律、制度等）、中观集结平台（政策、城市、行业等）、微观健康细胞（社区、学校、企业、家庭等），协同构建健康优先的

---

① 中华人民共和国国务院新闻办公室.中国健康事业的发展与人权进步[N].人民日报，2017-09-30（9）.
② 金登.议程、备选方案与公共政策[M].北京：北京大学出版社，2006：2.

科学治理框架，并运用计量模型实证评价我国当前健康优先的治理现状。最后，基于上述规范研究和实证研究，发现我国健康优先的突出问题和主要矛盾，并针对性地提出新时代加快推进健康优先的政策建议。基本思路如图 1-1 所示：

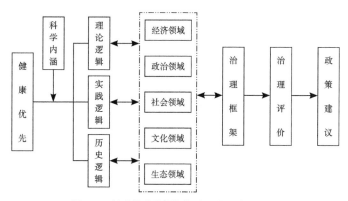

图 1-1 健康优先的逻辑与治理的研究路线图

本书的主题是中国特色社会主义进入新时代背景下健康优先的逻辑与治理问题，研究对象包括健康优先的时代迷思、科学内涵、生成逻辑、治理框架、评价模型、治理现状与政策建议。

第五节 主要贡献

鉴于健康优先这一宏大而系统的创新性命题的现实意义和学术价值，本书沿着"问题提出—逻辑演绎—治理研究—政策建议"的思路展开，依托交叉性学科的相关理论知识和特征化事实，综合运用多种方法，尽可能做到学术严谨、脉络清晰、资料翔实、内容丰富，力求尝试在以下几个方面有所贡献：

第一，与时俱进拓展健康治理的研究视角。健康优先是富有中国特色的新生词汇。《"健康中国2030"规划纲要》把健康优先设定为建设健康中国必须遵循的首要原则并做出了简要释义说明，但关于健康优先的具体内涵尚待进一步厘清，健康优先的基本逻辑与有效治理更有待学理上的深入探究。总体来看，目前国内外关于"健康中国"的相关性的研究成果颇丰，但紧紧围绕健康优先的主体性研究仍然欠缺，尤其是对中国特色社会主义进入新时代后健康优先的逻辑与治理的专题性研究不足，不少既有文献仍局限于健康中国或健康治理的一般性研究和碎片化分析，缺乏时代性把握和系统性思考。本书紧扣中国特色社会主义新时代这一新的历史方位和时代脉搏，秉持"大卫生、大健康"理念，面向卫生健康领域的重大理论和现实问题，以健康优先的逻辑与治理问题进行专题研究，重点演绎健康优先的理论逻辑、实践逻辑和历史逻辑，协同构建健康优先的科学治理框架和治理评价模型，视角新颖，无疑将会拓展卫生健康问题的研究思路，丰富卫生健康治理的研究内容，从而为世界卫生健康治理领域的变革与完善贡献中国智慧和中国力量。

第二，尝试构建健康优先的科学分析框架。本书首先基于应然与实然之间的冲撞凝练提出健康优先的时代迷思，继而以破解这一迷思为总任务，以厘清健康优先的逻辑与治理问题为总目标，具体阐释健康优先的科学内涵，生动演绎健康优先的生成逻辑，协同构建健康优先的治理框架和治理评价模型，最后评价我国健康优先的治理现状并提出政策建议，截至目前尚无先例。研究坚持合规律性与合目的性的有机统一，遵循人力资本的实践进路，从历史时空和战略视野中梳理我国健康优先的演进脉络和政策语境，贯通目标设定、政策融入、绩效评价等管理流程，变换宏观、中观、微观各级行为主体，系统而全面地探求健康优先的丰富内涵；遵循以人民为中心的发展思想，从理论逻辑、实践逻辑、历史逻辑三个视角演绎新时代背景下健康优先的生成逻辑；坚持目标导向、需求导向、问题导向，瞄准全面建成小康社会后分两阶段实现社会主义现代化的宏伟目标，融会"五位一体"总体布局，构建中国特色的治理框架，并采用线性加权综合法构建治理评价模型；分省对健康优先的治理得分进行排序对比、聚类分析后，最后发现具体问题并提出针对性的对策建议。研究分析框架架构科学，结构清晰，条块分明，层层递进，具有逻辑上的自洽性。

　　第三，多种方法得出健康优先相关观点和建议。新时代施行健康优先，既内生于理论逻辑、根植于社会现实，又合乎历史发展趋势，需要理论研究者、政策制定者和实践操作者的协同攻关并变换多重视角。由于健康优先命题涉及医学、管理学、经济学、政治学、人口学、社会学等多学科的理论知识和特征化事实，属于典型的交叉学科范畴，故而研究的深入推进也需要综合运用多种方法。具体而言，通过文献研究和规范分析阐释其科学内涵，基于交叉学科的理论范式、特征化事实规范性演绎其理论逻辑、实践逻辑和历史逻辑，通过目标管理和层次分析法构建其治理框架，通过主客观相结合的方法即运用均权—熵权法进行指标赋权并采用线性加权综合指数法构建模型并评价其治理现状，最后结合评价结果及相关问题，着眼于建立健全将健康有效融入经济建设、政治建设、文化建设、社会建设、生态文明建设等领域的治理体系，以及全面加强宏观、中观、微观各层面各主体健康优先的治理能力而提出相应的治理对策，方法多样而得当，观点鲜明而有力。

总而言之，本书力求在理论上厘清健康优先的时代迷思、科学内涵、生成逻辑和治理路径，相关成果预期将为各级政府尤其是卫生健康、人力资源、社会保障、发展改革、财政等相关部门，明晰健康优先的具体内涵和治理路径，制定相应细化政策以加强和改善健康优先的治理，提供研究依据和重要参考。而加强和改善健康优先的治理有着重要的意义，势必为夺取新时代中国特色社会主义伟大胜利奠定坚实的健康基础，从而产生较好的经济社会效益。当然，作者期待着相关研究成果能为各级政府官员、广大学者和普通老百姓提供一定参考，借此对健康优先的了解和认识能够更加及时、全面、准确和深刻，在推进健康中国建设的同时更好地维护和增进个人、家庭和社会的健康资本存量，同时也有利于今后进一步凝练健康中国的治理方案，为打造健康丝绸之路、构建人类卫生健康共同体而提供有益启示。

第二章

国内外相关文献述评

本章对健康优先的国内外相关文献的述评，将分为医学的模式、健康的转归、健康的溯因、健康的治理、文献的总述评五个部分依次展开。

第一节　医学的模式

对于健康，除了经由民间经验积累起来的朴素认知智慧外，长期以来学术上也将其纳入了研究范畴，各学科在理论上亦进行了精炼。通过文献梳理，可以发现截至目前国内外普遍认可生物—心理—社会这个现代医学模式，世界卫生组织（WHO）界定的身体、心理、社会适应多层面完好状态的健康内涵也成为共识，这为凝聚"大卫生、大健康"理念奠定了理论依据。不过，人类社会发展至今，医学模式经历了一个漫长而曲折的演进历程，人类对于健康内涵的认知也相应地在不断深化、拓展、完善。

一、医学模式的嬗变

任何事物的研究都离不开一定的范式（Paradigm），即一般经由诸如定律、理论、应用方式和仪器等科学实践范例（Example）共同提供某种模式，形成特定的研究传统，并为学术共同体所普遍接受（Thomas，1970）[①]。围绕健康主题的学术研究、学科理论、行为实践的开展，同样也要首先解决研究范式的确立问题，毕竟研究范式的差异直接决定着健康的认知角度和治理路径的分野。由于历史原因，很长一段时期医疗（Medicine）几乎成为健康（Health）的代名词，直至今日"大卫生、大健康"理念下这种现象依然在一定程度上存在。所以在使用惯性的驱动下，在此我们仍遵循惯例将医学的范式视为健康的学科范式。通常，健康的研究范式或者说医学范式，又被称为医学模式（Medical Model），医学模式将人们规约在某种稳定框架中认识和解决医疗健康问题（刘月树，2018）[②]。总体来看，在现代化的推动下，人类近代比较流行的传统生物医学模式正在被现代化的生物—心理—社会医学模式所取而代之。

（一）人类主要医学模式变迁

人类的医学模式实际上经历了漫长而曲折的变迁历程。医学模式的逻辑起点在于人类对自身疾病的归因认知。在生产力低下的人类社会早期或者说远古时期，囿于认知的局限甚至无解，人类将疾病的发生索性归结于超自然的某种神秘力量，即所谓"中邪""神灵惩罚"等，所以神灵主义医学模式（Spiritualism Medical Model）成为第一个并无实质医学意义的所谓"医学模式"。随着朴素的经验积累和认知探

---

① Thomas S. Kuhn. *The Structure of Scientific Revolutions*（2ed）[M]. Chicago：The University of Chicago Press，1970：10.
② 刘月树."生物心理社会医学模式"理论的历史与现实——以恩格尔为中心的学术史考察 [J]. 科学·经济·社会，2018，36（2）：18-25.

索，人类尝试用自然因素阐释疾病机理，自然哲学医学模式
（Natural Philosophical Medical Model）应运而生，典型学说
如古希腊的"四体液"、古印度的"三元素"、古中国的"阴
阳五行"[①]。之后，人类重点将机械运动与生命活动互鉴，机
械论医学模式（MechanisticMedical Model）占据了 15—18
世纪，并将医学引进了实验医学时代。19 世纪的欧洲技术
革命和工业革命，推动了基于生物科学角度探索病原体、
宿主和环境三者间的内在联系和规律，诞生了划时代的生
物医学模式（Biomedical Model），并逐渐成为西方近代医
学的主流形态。

　　进入 20 世纪，人类疾病谱和死亡谱开始由急性传染病
向慢性非传染性疾病转变，健康的社会化因素的挑战日益
强烈，开始呼唤整体（系统）医学时代的降临，于是乎人们
将医疗视野拓展至心理、社会层面，尤其是 1977 年美国精
神病学和内科学教授恩格尔（George L. Engel）提出生物—
心理—社会医学模式（Bio-psycho-social medical Model），
以及疾病乃生理异常与心理状态、环境状况互动的结果的
观点[②]，并逐渐为人类所接受，至今仍影响广泛。在自然系
统中，从生物学意义上的分子、细胞、器官，到个人、家

---

① 医学之父即古希腊医生希波克拉底立足火、气、水、土为"万物始基"
　四元素，提出人体的黏液、血液、黑胆汁、黄胆汁"四体液"；古印
　度认为人体由气、胆、痰"三元素"构成，破坏三元素平衡则至生病；
　古中国的"阴阳五行"即万物由金、木、水、火、土组成，阴阳对立
　于一体，经络、藏象与之类比，阴阳五行失衡则人体生病。参见：卢
　祖洵，姜润生. 社会医学 [M]. 北京：人民卫生出版社，2013：19-20.

② George L. Engel. The need for a new medical model : a challenge for
　biomedicine[J]. *Science*，1977，196（4286）：129-136.

庭、社区，再到社会、国家，层层递进，高层与低层间成为含属关系，最高层就是生态（Engel，1980）[①]。尽管后来随着环境污染和生态破坏的挑战，在系统论的指引和恩格尔思想的启发下，对于生态环境的关注越来越强烈，又呈现出生物—心理—社会—环境医学模式或者生物—心理—社会—生态医学模式等，但从广义的大社会视角，都可以视为生物—心理—社会医学模式的延伸，从而被作为现代医学所推崇。

（二）医学模式折射出哲学思想流变

历史上的每一种医学模式其实都受到某一种或某几种哲学思想的影响或支配。荒诞的神灵主义医学模式的形成，源于生产力水平极其低下的远古时期的人们对于神灵图腾的崇拜。自然哲学医学模式则以朴素的唯物主义和辩证法为指导，尝试以直观的自然现象说明生理病理过程。机械论医学模式受到机械论唯物主义的启发，以机械运动类比生命活动，力推保护和修理人体"机器"。生物医学模式实质上是受到辩证唯物主义的影响，形成了身心二元论和还原论，前者假定身体和精神分离，并且疾病必然映射到躯体上的病理变化，后者则认定通过可测量的正常生物学变量的偏离可以解释疾病，并在器官、细胞乃至分子等构成人体的基本单元上找到病因从而针对性地治疗疾病。

---

① George L. Engel. The Clinical Application of the Biopsychosocial Model [J]. *The American Journal of Psychiatry*，1980，137（5）：535-544.

而生物—心理—社会医学模式则基于系统论的思想 [①]，融合人的生物属性和社会属性，并将人自身与所处外在环境作为统一的整体系统予以考虑，把健康视为系统内、系统间的高水平协同，生物、心理、社会三个层面相互影响、高度统一，以"多病因说"或"多因多果病因说"，而非生物医学模式的线性"单因单果"，推进疾病治疗和健康维护。所以说，人类医学模式的演变实际上是在彼此交替、不断进化的哲学思想的指导下予以推进的，现代医学模式所依据的整体系统论也成为我国当前大力倡导的"大卫生、大健康"理念的哲学遵循。

（三）医学模式决定着健康治理范式

医学模式的不同，直接决定了看待疾病的视野的差异，随之研究疾病和健康的学科范畴也大相径庭。神灵主义医学模式下只能将疾病归因于超自然，而治病的方式仅限于占卜、祭祀、祈祷等心灵手段，这就为巫医、巫术的产生和发展提供了土壤。自然哲学医学模式则以自然现象的整体、均衡、辩证之理，建构疾病解析体系，但科学实验依据欠缺。而机械论医学模式将人体类比为机器，推动了细胞病理学、病理解剖学等发展，但也产生了对人体生命认知的片面性

---

① 系统论是20世纪三四十年代美籍奥地利理论生物学家L. V. 贝塔兰菲（L. Von. Bertalanffy）率先提出的一种认识理论，与还原论将事物不断分解成基础单元不同，系统论强调从系统整体的角度来认知世界，是具有逻辑和数学性质的新兴科学。参见：[奥] L·贝塔兰菲. 一般系统论：基础·发展·应用[M]. 秋同，袁嘉新，译. 北京：社会科学文献出版社，1987：15.

和机械性。

　　传统的生物医学模式基于生物科学认识和治疗疾病，推动了整个医学由经验时代迈进试验时代，至今仍是医学界的主导思维方式和主要医疗方法。在生物医学模式下，医学类的学科理所当然地归于自然科学类别，解决疾病的依据也主要局限在自然科学，导致碎片化、机械化的弊端严重，往往"只见树木，不见森林"，难以适应人类疾病谱的转变和健康的社会化挑战。而生物—心理—社会医学模式则超越了生物科学单一的、孤立的视角，从生理、心理、社会这种整体的、综合的层面考虑健康的维护和促进，使得卫生健康的跨学科、跨行业等跨域性特征更加明显。当前，健康领域的问题愈来愈延伸到社会科学的理论和实践，社会科学的思路可以为健康治理提供更多镜鉴，从而把卫生健康事业推向经济社会发展全局的战略高度。

二、健康内涵的共识

　　医学模式直接决定着健康观，医学模式的历史变迁自然也意味着健康内涵的不断变化。时至今日，随着生物—心理—社会医学模式主导地位的确立，国际社会对于世界卫生组织（WHO）倡导的从身体、心理、社会适应等多维度诠释的健康内涵也早已形成共识。然而，对于健康的标准仍众说纷纭，并且世界卫生组织（WHO）所倡导的健康内涵由于存在过于完美、理想化、难以实践操作等弊端而遭到批评。

（一）健康的科学内涵成为共识

人类不同时代的医学模式受制于相应的哲学思想，也孕育产生了不同的健康观和治理范式，当然不同模式下的健康内涵也有所差异。在经验医学和实验医学时代，健康的内涵往往局限于身体层面的审视，人们以疾病作为健康的反面来观照——将健康等同于"不生病"——展现的是一种消极的、被动的健康观，并且影响深远，至今仍根深蒂固。在中国较早出版的《汉语词典》（1983）中，就将"健康"释义为"生理机能正常，没有缺陷和疾病"[①]。这个层面的"健康"正像威廉·考克汉姆（WillianC. Cockerham，2014）所指出的那样：人类的"健康行为"被等同于对"患病行为"的控制，而"患病行为"则被界定为"那些感到病痛的人为确认并摆脱该疾病而进行的活动"，这些"活动"则常常表现为"大多数人在患病或受伤的时候会向医生寻求帮助"[②]。

然而，"认为健康就是不得病""大多数人会很容易看出这个定义的薄弱之处，一个人可以不得病，却不能享受到彻底的、有益的、满意的人生"（Phillip L. Rice，2000）[③]。随着整体（系统）医学时代的到来，生物—心理—社会医学模式不断深入人心，1946年《世界卫生组织组织法》中首次提到

---

① 中国社会科学院语言研究所词典编辑室 . 汉语词典 [M]. 北京：商务印书馆，1983：558.

② [美] 威廉·考克汉姆 . 医疗与社会：我们时代的病与痛 [M]. 高永平，杨渤彦，译 . 北京：中国人民大学出版社，2014：78，138.

③ PhillipL. Rice. 压力与健康 [M]. 石林等译，北京：中国轻工业出版社，2000：9.

多维度的健康定义"健康是一个人身体、心理、社会适应多层面的完好状态，而非仅仅指不生病或身体不虚弱"（Health is a state of complete physical，mental and social wellbeing and not merely the absence of disease or infirmity）[①]。后来世界卫生组织（WHO）对健康的定义又有多次阐述，虽略有差异，但其基本核心内容始终没变。令人称赞的是，世界卫生组织（WHO）的多维度健康内涵在肯定人的自然属性（身体健康）的同时，亦强调人的社会属性（心理和社会适应层面的完好状态），被认为是积极、主动的健康观。

（二）健康的标准依然莫衷一是

在世界卫生组织（WHO）多维度的健康内涵提出后，学界和实务界对于评价健康的标准仍然众说纷纭，产生了界定健康标准的多种版本。当然，搜狐网收集了世界卫生组织（WHO）提出的10条健康标准：①有充沛的精力，能从容不迫地应付日常工作和生活的压力，而不感到过分的紧张和疲倦。②处事乐观，态度积极，乐于承担责任，工作效率较高。③善于休息，睡眠良好。④应变能力强，能适应环境的各种变化。⑤抗疾病能力强，能够抵抗一般性感冒和传染病。⑥体重适当，身体均匀，站立时头、肩、臀部位置协调。⑦眼睛明亮，反应敏锐。⑧牙齿清洁，无空洞，无痛感，无龋齿，齿龈颜色正常，无出血现象。⑨头发有光泽，无头皮屑。⑩肌肉丰满，皮肤富有弹性，走路、活动感

---

① Constitution of the World Health Organization[J]. *Public Health Reports*（*1896—1970*），1946，61（35）.

到轻松[①]。

不过，世界卫生组织（WHO）的健康标准仅限于质性阐释，缺乏量化指标。关于健康的量化标准的探索同样莫衷一是，总体上不同的人群适用不同的标准。值得一提的是，人们对于学生的体质健康标准比较重视，例如中国教育部就出台实施了《国家学生体质健康标准》，该标准适用于全日制普通小学、初中、普通高中、中等职业学校、普通高等学校的学生，并将适用对象划分为不同组别以增强区分度和针对性，但身体形态类中的身高、体重，身体机能类中的肺活量，以及身体素质类中的 50 米跑、坐位体前屈等成为各年级各组别学生的共性测试指标[②]。

（三）对世界卫生组织（WHO）健康内涵的评议

毋庸置疑，身体、心理、社会多维度的健康观超越了长期以来"消极视角"下仅囿于生理层面的"不生病"考量，以"积极视角"迎合了人类不断提升的健康需要，有其巨大的进步性和勃勃的生命力。在此意义上讲，弗雷德里克·沃林斯基（FredricWolinsky，1992）认为世界卫生组织（WHO）应该荣膺"健康运动前锋"的桂冠[③]。因为对"健康"如果采用消极视角，分析的范围会狭窄很多，政策分析

---

① 世界卫生组织公布十条"健康"标准，你有几条上榜？[EB/OL].（2016-08-19）[2021-05-07].https：//www.sohu.com/a/111230283_393121.

② 国家学生体质健康标准说明 [EB/OL].（2014-07-17）[2021-05-07]. www.moe.gov.cn/s78/A17/twys_left/moe_938/moe_792/s3273/201407/t20140708_171692.html.

③ [美]F. D. 沃林斯基. 健康社会学 [M]. 孙牧虹，等，译. 北京：社会科学文献出版社，1992：6.

的关注焦点只能是医疗卫生服务的提供。但如果采纳积极视角，医疗卫生政策分析便成为宽广得多的研究领域，它包括了对影响个体及社区健康安泰的所有社会、经济、环境和政治过程的分析（Rob Baggott，2012）[①]。

然而，世界卫生组织（WHO）对健康内涵的描述过于完整、完美、理想化，对于大多数人而言属于"柏拉图式"或者"乌托邦式"的愿景，在可行性方面面临着重大挑战，即虽然导向性很强，但可望不可即，现实性不足（郭亨贞等，2006）[②]。毕竟几乎无人能够避免罹患疾病的体验，尤其是在健康的广袤外延下，恐怕当今社会中人们"不健康"的状态比比皆是。健康成为过高的要求，健康的完美定义和理想化状态不可能实现，并且各方面的内涵又很难测量，反而让人类在追求的道路上为不可及的目标不堪重负，陷入目标的迷失，结果就是人人都缺乏健康（朱雅丽，原新，2008）[③]。尽管如此，当前无论是在国内还是国际社会还是普遍形成了"大卫生、大健康"的理念共识，面对健康需求的无止境，致力于人类健康这一终极目标，我们要努力达到相对状态的健康或者接近健康（杨忠伟，2004）[④]。丰富的健康内涵使得个体健康状况的评价标准难以量化，但学界和实务界仍积极进行了工具性的探索，例如通过健康素养水平这一

① [英]罗布·巴戈特.解析医疗卫生政策[M].赵万里，等，译.上海：上海人民出版社，2012：1.

② 郭亨贞，谢旭，王怡.刍议现代健康概念的分层[J].西北医学教育，2006，14（2）：132-133，135.

③ 朱雅丽，原新.人口健康：从生物医学模式到生态系统途径[J].人口研究，2008（6）：55-58.

④ 杨忠伟.人类健康概念解读[J].体育学刊，2004（1）：132-134.

可测量的指标来反映居民对于健康知识的理解及健康技能的掌握程度。

此外，世界卫生组织（WHO，1986）《渥太华健康促进宪章》对健康的内涵做出进一步澄清：健康被视为日常生活的一种资源，而非目标；健康是一个积极的概念，强调社会资源和个人资源以及身体能力[①]。这个澄清是"积极视角"的一个典范，当人们把健康仅仅当作"生活的目标"时，他们可能会因为追求"健康"而在很多方面消极地对待生活以规避健康风险。而一旦把健康当作一种日常生活中的个人资源和社会资源以及个人能力时，健康对于个人和社会的积极意义——身体的、精神的和社会的"完好状态"方能尽显（唐钧，李军，2019）[②]。

第二节　健康的转归

不同学科从不同理论视角都阐释证明了健康的价值所在。以人的健康为本体，健康可发生正反两个方向的转归，既可正向转化为幸福、劳动效率和经济社会发展，也可负向转化为疾患、疾病成本和经济社会损失。健康的价值与转归之所以存在或发生，本质上乃在于健康属于兼具自然属性与

① WHO. Ottawa charter for health promotion[EB/OL].（2012-06-16）[2021-05-07].https：//www.who.int/publications/i/item/ottawa-charter-for-health-promotion.

② 唐钧，李军.健康社会学视角下的整体健康观和健康管理 [J].中国社会科学，2019（8）：130-148，207.

社会属性、消费属性与投资属性、目的属性与工具属性的集合体。

一、健康的价值

健康是人类生存和社会发展的基本条件。对于不同层级不同类型的行为主体而言，生命健康的重要性都不言而喻。健康的价值不仅在于生命关怀，还体现为权利诉求、资本考量和社会关切。梳理文献研究，发现对于健康的价值可以从生理意义上功能的状态转归、公民权利意义上的人权理论、资本投入角度的人力资本理论及其延伸的健康需求理论进行探讨。

（一）生理视角下健康的功能价值

健康对于人这种高级动物的价值，其实最直接、最直观的反映是在生理功能层面。因为生理方面的非健康状况，可以自然地导致人的正常功能受限的负面体验，进而彰显出健康的功能价值。从生理学上讲，健康、亚健康、疾病三种状态可以相互转归。当生命个体处于亚健康甚至疾患的状态时，人会直接地感受到"不舒服"甚至"疼痛""痛苦"。当然，由于健康的恢复所需的经济支出、承担的机会成本、引致的社会负担等间接损失更无法衡量，这时候就不再局限于狭义的生理视角，而在广义的层面更加凸显健康的珍贵。

（二）人权视角下健康的权利价值

人权是所有人与生俱来的权利，不分国籍、住所、性别、民族或族裔、肤色、宗教、语言或其他身份地位[1]。人权是保障人之所以为人的基本权利，并且人权是一组非歧视、不可剥夺的权利群，各种人权互相依赖、不可分割，当人权受到侵害或剥夺，可能人将不再享有作为人的尊严，所以人权以其人类普世价值而跨越国界成为共识。正如约翰·洛克（John Locke，1690）在其《政府论》中所言："自然状态有一种人人所应遵守的自然法对它起支配作用；而理性，也是自然法，教导着有意遵从理性的全人类：人们既然都是平等和独立的，任何人就不得侵害他人的生命、健康、自由或财产"[2]。

正基于以上原因，健康权成为人权的重要组成部分，保障人的健康是维护人自身尊严、实现人的全面发展的必然要求，这在很多国际公约、区域公约和一些国家的宪法中都有着直接的反映。健康权在 1946 年《世界卫生组织组织法》中被融入 WHO 的工作目标和愿景而得以首次明确，"享受最高而能获致之健康标准，为人人基本权利之一"[3]。1948 年《世界人权宣言》则正式确定了健康权作为个人基本权利的地位。1978 年第 32 届世界卫生大会通过的《阿拉木图宣言》中明确指出"健康是一项基本人权"。1966 年《经济、社会和文化权利国际公约》中的第 12 条被视为健康权的核心条款，规定"人人有权享有能达到的最高的体质和心理健康的

---

① 什么是人权? [EB/OL].https：//www.ohchr.org/CH/Issues/Pages/WhatareHumanRights.aspx，2020-01-21.

② 鄂振辉. 自然法学 [M]. 北京：法律出版社，2005：95.

③ 世界卫生组织组织法 [EB/OL].http：//apps.who.int/gb/bd/PDF/bd47/CH/constitution-ch.pdf？ua=1，2020-01-21.

标准"，并列举了若干缔约国为实现健康权而应采取的目标和步骤。其他相关的国际性公约则展开或适用了健康权的核心条款，如 1948 年《国际人权公约》第 25 条，1965 年《消除一切形式种族歧视国际公约》第 5 条，1979 年《消除对妇女一切形式歧视公约》第 11 和 12 条，1989 年《儿童权利公约》第 24 条，1993 年《维也纳宣言和行动纲领》，2006 年《残疾人权利公约》。区域公约方面，1988 年《美洲人权公约》附加议定书（圣萨尔瓦多议定书）第 10 条提出"人人应有健康权，意指享有最高水平的身体、精神和社会的良好状态"[①]，1961 年《欧洲社会宪章》第 11 条、1981 年《非洲人权与民族权宪章》第 16 条、2000 年《欧盟基本权利宪章》第 35 条等公约也做出类似表述。据不完全统计，全球至少有 115 个国家在宪法中规定了健康权，并且至少有 6 部宪法规定了国家发展健康服务或者划拨特定财政预算等健康有关的法律责任（联合国人权事务高级专员办事处，世界卫生组织，2008）[②]。

健康权的概念虽然没有在我国宪法中予以明确提出，但其实已为我国承认、接受和尊重。我国不但加入了相关国际公约，并在国家治理和人权建设中将健康提到越来越重要的议程，最有说服力的就是 2019 年 12 月 28 日通过并于 2020 年 6 月 1 日起施行的《中华人民共和国基本医疗卫生与健康促进法》中特别强调"国家和社会尊重、保护公民的健康

---

① George Croom Robertson.*Hobbes*[M].New York：AMS Press，1971：49-50.
② 联合国人权事务高级专员办事处，世界卫生组织.健康权（概况介绍第 31 号）[M].联合国，2008：11.

表 2-1　相关国际公约对健康权的权威阐释

公约名称及条款	主要表述
《世界卫生组织组织法》序言	享受最高而能获致之健康标准，为人人基本权利之一。不因种族，宗教，政治信仰，经济或社会情境各异，而分轩轾
《世界人权宣言》第 25 条	人人有权享受为维持他本人和家属的健康和福利所需的生活水准，包括食物、衣着、住房、医疗和必要的社会服务；在遭到失业、疾病、残废、守寡、衰老或在其他不能控制的情况下丧失谋生能力时，有权享受保障
《经济、社会和文化权利国际公约》第 12 条	本公约缔约各国承认人人有权享有能达到的最高的体质和心理健康的标准。本盟约缔约各国为充分实现这一权利而采取的步骤应包括为达到下列目标所需的步骤：（甲）减低死胎率和婴儿死亡率，使儿童得到健康的发育；（乙）改善环境卫生和工业卫生的各个方面；（丙）预防、治疗和控制传染病、风土病、职业病以及其他的疾病；（丁）创造保证人人在患病时能得到医疗照顾的条件
《消除一切形式种族歧视国际公约》第 5 条	缔约国依本公约第二条所规定的基本义务承诺禁止并消除一切形式种族歧视，保证人人有不分种族、肤色或民族或人种在法律上一律平等的权利，尤得享受下列权利：人身安全及国家保护的权利以防强暴或身体上的伤害，不问其为政府官员所加抑为任何私人、团体或机关所加；经济、社会及文化权利，其尤著者为享受公共卫生、医药照顾、社会保障及社会服务的权利
《儿童权利公约》第 24 条和 25 条	缔约国确认儿童有权享有可达到的最高标准的健康，并享有医疗和康复设施，努力确保没有任何儿童被剥夺获得这种保健服务的权利。缔约国应致力充分实现这一权利，特别是应采取适当措施，以（a）降低婴幼儿死亡率；（b）确保向所有儿童提供必要的医疗援助和保健，侧重发展初级保健；（c）消除疾病和营养不良现象，包括在初级保健范围内利用现有可得的技术和提供充足的营养食品和清洁饮水，要考虑到环境污染的危险和风险；（d）确保母亲得到适当的产前和产后保健；（e）确保向社会各阶层、特别是向父母和儿童介绍有关儿童保健和营养、母乳育婴优点、个人卫生和环境卫生及防止

公约名称及条款	主要表述
《儿童权利公约》第 24 条和 25 条	意外事故的基本知识，使他们得到这方面的教育并帮助他们应用这种基本知识；(f) 开展预防保健、对父母的指导以及计划生育教育和服务。缔约国应致力采取一切有效和适当的措施，以期废除对儿童健康有害的传统习俗。确认在有关当局为照料、保护或治疗儿童身心健康的目的下受到安置的儿童，有权获得对给予的治疗以及与所受安置有关的所有其他情况进行定期审查
《消除对妇女一切形式歧视公约》第 12 条	缔约各国应采取一切适当措施，消除在保健方面对妇女的歧视，以保证她们在男女平等的基础上取得各种保健服务，包括有关计划生育的保健服务。尽管有上面第 1 款的规定，缔约各国应保证为妇女提供有关怀孕、分娩和产后期间的适当服务，于必要时给予免费服务，并保证在怀孕和哺乳期间得到充分营养

注：本表系作者根据相关公约内容制作。

权""国家建立健康教育制度，保障公民获得健康教育的权利""公民依法享有从国家和社会获得基本医疗卫生服务的权利"[①]。《中华人民共和国宪法》第 33 条、第 21 条、第 45 条也做出明确规定："国家尊重和保障人权""国家发展医疗卫生事业，发展现代医药和我国传统医药，鼓励和支持农村集体经济组织、国家企业事业组织和街道组织举办各种医疗卫生设施，开展群众性的卫生活动，保护人民健康""公民在年老、疾病或者丧失劳动能力的情况下，有从国家和社会获得物质帮助的权利。国家发展为公民享受这些权利所

---

① 中华人民共和国基本医疗卫生与健康促进法 [EB/OL].（2019-12-29）[2020-01-12].http://legal.people.com.cn/n1/2019/1229/c42510-31527228.html.

需要的社会保险、社会救济和医疗卫生事业"①。在宪法的统领之下，我国还出台了一系列保障健康权的部门法，例如早在 1987 年起施行的《中华人民共和国民法通则》第 98 条就规定"公民享有生命健康权"，其他部门法如《生物安全法》《消费者权益保护法》《产品质量法》《职业病防治法》《传染病防治法》《母婴保健法》《食品卫生法》《药品管理法》以及《妇女权益保障法》《老年人权益保障法》《未成年人保护法》《残疾人保障法》等对重点领域和重点人群的健康权做了法律规定。截至目前，中国在总体上已经形成了以宪法为统领，以《中华人民共和国基本医疗卫生与健康促进法》为基础性、综合性法律遵循，以民事法律法规、卫生行政法律法规、地方性法规等为实施基础，以卫生健康领域各种纲要、纲领、计划为行动指南的卫生健康制度体系，为实现健康权的保障提供了坚实的法律支撑（中华人民共和国国务院新闻办公室，2017）②。

"人身的固有尊严"是健康权的正当性基础所在，也决定着健康权的基本内涵（王晨光，饶浩，2019）③。作为天赋人权，健康权是一项概括性的母权利，是一项包容广泛的基本人权，是人类有尊严地生活的基本保证，人人有权享有公平可及的最高健康标准（中华人民共和国国务院新闻办公

---

① 中华人民共和国宪法 [EB/OL].（2018-03-22）[2020-01-12].http：// dangjian.people.com.cn/n1/2018/0322/c117092-29882012.html.

② 中华人民共和国国务院新闻办公室.中国健康事业的发展与人权进步 [N].人民日报，2017-09-30（9）.

③ 王晨光，饶浩.国际法中健康权的产生、内涵及实施机制 [J].比较法研究，2019（3）：21-36.

室，2017）[①]。按照人权通常的分为公民权利和政治权利，以及经济、社会和文化权利的两分法，健康权既是消极的自由权，也是积极的社会权，所以就要求国家在立法、行政、司法等方面都要保障和实现公民的健康权，在不得干涉和限制公民的健康权的同时，也要履行提供医疗保障、公共卫生服务等一系列积极义务。健康权有着绝对不受侵犯的特性，表明健康权要优先于公民的其他权利，例如财产权，在非常情况下国家可以征用和征收个人财产（陈云良，2018）[②]。"以治病为中心"的逻辑实践往往牺牲了健康权之外的其他人权内容，尤其是对知情权、自主权造成了较大冲击。而"以治病为中心"向"以健康为中心"的转变，则凸显了健康权至上，并且不损害人的其他权利的取向。

（三）人力资本视角下健康的资本价值

目前，学界共识的是，人力资本（Human Capital）是经由持续的教育、培训、医疗、锻炼、营养、迁移、经验等投入行为的综合效力的结果。与教育一样，健康属于人力资本的重要构成，是推动经济增长的一个重要要素（Mushkin，1962）[③]。人力资本中的健康部分即为健康（人力）资本。健康资本是人力资本最基础、最核心的组成部分，健康资本存

---

① 中华人民共和国国务院新闻办公室. 中国健康事业的发展与人权进步[N]. 人民日报，2017-09-30（9）.

② 陈云良. 基本医疗卫生立法基本问题研究——兼评我国《基本医疗卫生与健康促进法（草案）》[J]. 政治与法律，2018（5）：100-110.

③ Mushkin SJ. Health as an investment[J]. *Journal of Political Economy*，1962，70（2）：129-157.

量虽然在人生的不同阶段有所增减，但一直不可或缺。考虑到健康是附着在劳动力身心上的重要支撑要素，而劳动又是重要的要素投入，所以健康像其他物质资本一样具有生产性作用。微观层面来看，以个人、家户、厂商为作用对象，健康改善可以通过提高劳动力质量、增加劳动力数量从而直接导致个人收入和经济产出的增加，也可以通过影响人口结构、教育以及其他生产要素的形成从而间接影响经济增长，而就宏观层面而言，健康资本的改善在发展中国家对经济增长具有明显的正效应，尽管不排除在发达国家存在潜在负效应的可能性（吕娜，2009）[①]。虽然健康人力资本增长率总是同经济增长正相关，但健康投资量是否同经济增长正相关则取决于它如何影响物质资本积累：如果排除健康投资对物质资本的挤出效应，则健康投资总是能促进经济增长，但是由于健康投资可能会挤占物质资本积累，所以过多的健康投资对经济增长可能具有负作用（王弟海等，2008）[②]。总体来看，较高的健康资本存量有益于延长劳动时间、提升劳动效率，显然健康对生产力有正向的促进作用，某个经济体的健康资本存量的提高有助于产出水平的提升，但健康投资的适度空间有待把握。长期以来，我国人口众多，健康资本总量巨大，堪称健康资本大国，但人均健康资本偏低，对照健康

---

① 吕娜.健康人力资本与经济增长研究文献综述[J].经济评论，2009（6）：143-152.

② 王弟海，龚六堂，李宏毅.健康人力资本、健康投资和经济增长——以中国跨省数据为例[J].管理世界，2008（3）：27-39.

资本强国还有明显差距（郝枫，张圆，2019）[①]。

健康需求理论是健康在人力资本中的延伸。作为典型的好东西、耐用品和人力资本的重要构成，健康通常为理性人所向往，并被引进到经典的人力资本投资时间分配模型，奠定了健康需求研究的基础。健康需求源于对健康资本存量的维持和提高以及对于幸福的体验与消费，并受年龄、工资率、教育程度、不确定性、卫生服务价格等要素的影响，但总体上健康生产可以增加健康天数、改进健康状况，从而提升健康资本存量，并且健康生产对劳动生产率具有正向作用（Grossman，1999）[②]。投资健康可以减少疾病、延长劳动时间、提升劳动效率，有利于促进经济社会发展。宏观层面来看，健康水平与经济增长正相关，投资国民健康应是新常态下中国发展的优先选项（刘国恩，2015）[③]。

二、健康的属性

健康之所以具有生理功能、基本人权、人力资本等价值意义，本质上乃是健康的属性使然。作为多种属性的集合体，健康兼具三组对立统一的具体属性，分别是自然属性与社会属性、消费属性与投资属性、目的属性与工具属性。

---

① 郝枫，张圆."健康中国"视域下我国居民健康资本测度 [J]. 人口与经济，2019（1）：14-30.

② Grossman，M. The human capital model of the demand for health [EB/OL]. https：//www.nber.org/papers/w7078，2020-01-21.

③ 刘国恩. 投资健康新常态下的优先选项 [J]. 中国卫生，2015（7）：55-57.

（一）健康兼具自然属性与社会属性

由于人是自然高度发展的产物，是自然界的有机组成部分，所以人必定具有自然的属性，正如马克思（1844）指出的那样"人直接地是自然存在物"[①]。相较于自然属性，人同样具有社会属性，因为人更是社会化的产物和人类社会的重要构成，"全部历史的第一个前提无疑是有生命的个人的存在。""人的本质并不是单个人所固有的抽象物。在其现实性上，它是一切社会关系的总和"（马克思，1888）[②]。正是由于具备社会属性，人才成为高级动物，但又须臾离不开作为动物的基本属性。人的自然属性和社会属性，从根本上决定了附着其上的健康兼具自然属性与社会属性。

年龄和性别等生理特征通常成为衡量人的健康水平的重要指标。例如，遵循自然规律，个体的健康存量在全生命周期的不同年龄阶段会有变化。尤其是对于老年人而言，身体的各项机能随年龄增加而显著下降，各种慢性病的罹患和功能性的丧失直接导致与机体相关的健康指标不断下降（Harman，1981）[③]，从而呈现出生物学因素对健康的决定效应逐渐增强，甚至超过了社会经济因素的作用的结果（Mirowsky & Ross，2008）[④]。由于生理结构的不同，两性之

---

① 马克思恩格斯全集：第 42 卷 [M]. 北京：人民出版社，1979：167.

② 马克思恩格斯选集：第 1 卷 [M]. 北京：人民出版社，1995：67，56.

③ Denham Harman.The Aging Process[J]. *Proceedings of the National Academy of Sciences*，1981，78（11）：7124-7128.

④ John Mirowsky，Catherine E. Ross. Education and Self-rated Health Cumulative Advantage and Its Rising Importance [J]. *Research on Aging*，2008（1）：93-122.

间疾病类型和健康寿命也会有所差异。与此同时，生理层面的健康是心理和社会层面健康的基础，人的社会交往本质上是社会性活动，社会适应良好则是社会属性的体现。而心理既受生理基础的影响，也与外在社会环境密切相关，心理健康兼具生物学和社会学意义。正是由于人的社会属性在现代化进程中愈加突出，所以在现代社会中社会性因素越来越决定着人的健康水平，这在后文关于健康的影响因素的述评中还会进一步展开。

（二）健康兼具消费属性与投资属性

作为特殊的耐用资本品，健康既可以被消费，也可以被投资。换言之，每个人既是健康的消费者，也是健康的投资者。健康属于典型的好东西（Good），可以直接为其所有者带来效用，在给定其他物品的消费水平的情况下，健康的边际效用为正值。在出生伊始，每个人都通过遗传获得一笔初始健康资本存量，在不考虑通过健康投资而增加健康资本存量的情况下，这种与生俱来的健康资本存量在生命周期的某一时间之后随着年龄的增长（Aging）而有所贬值（Depreciation）（Grossman，1999）[1]。一般从全生命周期而言，从出生到青壮年时期健康资本存量会不断增加，但中年以后健康资本存量开始随年龄增长而减少。横向来看，健康资本存量在人与人之间还存在异质性，这种异质性既表现为由于天生的差异所呈现的出生时初始资本存量的不同，也表

---

[1]　Grossman，M. The human capital model of the demand for health[EB/OL].
　　https：//www.nber.org/papers/w7078，2020-01-21.

现为在生命进程中由于对健康的消费或投资程度的差异而引致的健康存量的动态变化。

健康的投资意义在微观层面可表现为通过营养均衡、科学运动、医疗服务、心理减压等途径以恢复、维持、增进健康状态，并提高健康资本存量。宏观层面讲，一般而言政府筹资水平对国民健康水平的影响呈现"倒 U 型"的关系：国民健康水平随政府筹资水平的提升而提升，但政府筹资水平并非越高越好，其筹资比例达到一定水平之后对国民健康水平的正向作用便会出现拐点。相关实证研究发现，政府公共财政在医疗卫生总经费中的占比在 80% 左右对国民健康水平的促进作用最佳，并建议将 75%—80% 作为我国政府医疗卫生筹资比例的中长期发展目标（周婷，2017）[1]。

（三）健康兼具目的属性与工具属性

健康无疑一直是人的美好愿望，是人们普遍认为具有追求价值的重要目标之一。健康的广泛性、社会性和整体性，使得健康具有既是发展手段又是发展目标的双重意义（李玲、江宇，2016）[2]。健康的身心和体魄能增加人们的幸福感和快乐程度，所以对健康的追求成为人的基本"消费"需求（Grossman，1972）[3]。在著名经济学家阿玛蒂亚·森

---

① 周婷. 跨国比较视角下政府卫生筹资影响健康水平的实证研究 [J]. 世界经济研究，2017（6）：40-49，135-136.

② 李玲，江宇. 健康中国战略将开启新时代 [J]. 中国党政干部论坛，2016（9）：80-82.

③ Grossman, M. The demand for health : A theoretical and empirical investigation[EB/OL]. https : //www.nber.org/books/gros72-1, 2020-01-21.

（Amartya Sen，2002）的"可行能力"和"以自由看待发展"的框架中，对于人类而言，生存下来而不至于过早死亡至关重要，健康不但是一项具有深刻内在价值的重要的可行能力（Capability），也是一种非常具有"特殊价值"的基本自由：享有足够长的寿命，并且在活着的时候能够享受好日子（而非经历痛苦、煎熬、不自由）的可行能力，几乎为人人珍视而向往①。基于阿玛蒂亚·森评估个人福祉、社会安排、政策制定等多方面的广泛性理论框架，联合国（UN，1990）提出人类发展理论，把长寿健康视为人类发展首要目的之一，最有说服力的是将"长寿且健康的生活"与"获得教育"以及"获得确保体面生活所必需的资源"并列为人类发展所需要扩展的三大关键选择，并将"长寿且健康的生活"排在教育和体面生活资源之前②，这就在全球范围内充分彰显了健康的目的属性。维护和增进健康乃人类各种活动的主要目的，当然医学"救死扶伤、治病救人"则是直接以减缓健康伤害为目的，不少国家也将促进人民健康列为施政纲领。如此看来，健康投资的意义不仅仅是经济的，良好的健康还标志着良好的生活质量，健康本身就应该作为发展目标（朱

---

① 在阿玛蒂亚·森提出的"可行能力视角"（Capability Approach）下，"可行能力"意为人们可能实现的一组功能性活动，强调实际存在的可能性或自由，其核心特征在于关注人们能够有效做其想做之事和成其欲成之状态。参见：[印]阿马蒂亚·森.以自由看待发展[M].任赜，于真，译.北京：中国人民大学出版社，2002.

② UNDP.Human Development Report1990：Concept and Measurement of Human Development[EB/OL]. http：//www.hdr.undp.org/en/reports/global/hdr1990，2020-01-21.

玲，2002）[①]。

健康作为人类发展中首屈一指的重要内容地位特殊，固然源于其本身固有的内在价值，还在于它对人类发展的其他各个维度有着不同程度的工具性价值。换言之，健康也是人参与经济社会活动的前提，健康体魄成为各种活动的载体，健康本身除了目的属性外还具备强大的工具属性，它对人类总体发展以及经济、教育等具体领域的发展也会产生深刻影响。如果一个人的健康受损乃至丧失，那么就意味着获取自由的根基被摧毁，很大程度上将限制其获取劳动、教育、心情愉悦等其他方面的可行能力。众多经验研究表明，健康的工具属性表现为其对社会各个领域的促进作用，包括促进经济增长、提高劳动生产率、增加个人收入、扩大经济参与、增加受教育机会和教育成就，甚至包括影响生育率（王曲，刘民权，2005）[②]。

劳动力是重要的生产要素，而健康是成就劳动力的基础，所以健康本身就是经济社会发展的重要资源。Fogel（1994）、Barro（1996）、Jamison et al.（2003）等人的宏观实证性文献研究表明，某一时点上的健康水平（一般用诸如期望寿命的合计指标表示）通常对尔后一段时间经济增长具有促进作用。当然，对于不同水平的经济体而言，健康影响经济增长的效果和路径可能有所差异。基于健康的多维度内涵的考量，营养摄入、人体测量变量（身高、体重与身高之比和体质指数等）、疾病或身体障碍以及总体健康状况都会

---

① 朱玲. 健康投资与人力资本理论 [J]. 经济学动态，2002（8）：56-60.

② 王曲，刘民权. 健康的价值及若干决定因素：文献综述 [J]. 经济学（季刊），2005（4）：1-52.

对劳动生产率产生影响。例如，Leibenstein（1957）最先提出那些消费更多卡路里的劳动者相对于营养不良者生产率更高，在较低的营养摄入水平上，劳动生产率随营养摄入的增加而提高 [①]。Deolalikar（1988）通过印度南部农村的面板数据发现，体重与身高比值的提高是促进欠发达国家劳动生产率和经济增长的重要手段 [②]。魏众（2004）利用1993年中国营养调查数据，通过功能性活动障碍指标组成的健康因子分析，从微观层面揭示了健康对非农就业收入乃至家庭收入方面的重要贡献 [③]。刘国恩等（2004）将人口健康作为人力资本的重要表现形式，从总体水平探讨健康资本在中国经济增长奇迹中的作用，发现自我评估的健康状况与收入水平高度正相关，健康状况不仅影响个人的收入，而且其影响效应呈现明显的梯度关系，即一旦健康状况提升，健康的边际生产率随之提升 [④]。当然，健康的工具属性不仅仅局限在经济收入领域，还延伸到了社会发展的其他方面，所以健康水平可以作为社会发展程度的重要标志，健康领域的三个主要指标即出生率、婴儿死亡率和平均期望寿命成为衡量社会可持续发展的重要维度。也正因为此，联合国人类发展报告在其重要

[①] Leibenstein, Harvey. *Economic Backwardness and Economic Growth* [M]. New York : Wiley & Sons, 1957.

[②] Deolalikar, Anil B. Nutrition and Labor Productivity in Agriculture : Estimates for Rural SouthIndia[J]. *Review of Economics and Statistics*, 1988（3）: 406-413.

[③] 魏众. 健康对非农就业及其工资决定的影响 [J]. 经济研究，2004（2）: 64-74.

[④] 刘国恩，William H. Dow，傅正泓，John Akin. 中国的健康人力资本与收入增长 [J]. 经济学（季刊），2004（4）: 101-118.

的人类发展指数（HDI）评估部分将期望寿命作为这个综合指数的第一个衡量指标。

第三节　健康的溯因

在厘清健康的研究范式和健康的转归意义后，追溯影响健康的因素从而增强健康治理的科学性、系统性和针对性，则成为逻辑链条上的重要环节。相关因素对健康的负面影响，可以直接表现为人所罹患的对应的疾病，所以通过国内外疾病谱的状况及其变化的特征化事实的介绍和把握，我们可以进一步窥见健康的影响因素及其结构性作用。

一、疾病谱的转变

（一）疾病谱的含义及价值

在医学领域，被翻译为汉语"疾病谱"的英文通常有两方面的含义：一是 Spectrum of Disease，指疾病从亚临床阶段向临床阶段转变的过程，疾病的终结形式可表现为康复、残疾或死亡（美国疾病预防控制中心，2009）[①]；二是 Disease Pattern，指人类相关疾病的构成或组合，按照疾病对人体危害程度的高低而做出一定的排序，这一层面的含义更为政策应用领域和社会大众所熟知。本书中，后文如无特殊说明，

---

① 美国疾病预防控制中心. 流行病学原理：公共卫生实践中的应用 [M]. 曾光等译，北京：中国协和医科大学出版社，2009：48.

所涉及的疾病谱都对应指向于 Disease Pattern。疾病谱的本质
要义在于不同种类的疾病的排列顺序。按照依据的指标不同，
疾病谱的排列通常又有两种类型：一种是依据死亡率（粗死
亡率），即某个国家或地区的死亡个体数与同期总人口数的比
值，死亡率高的疾病自然对人类健康危害较大，这样排列出
来的疾病顺序即为死亡疾病谱或死亡谱，这类方法在一些卫
生健康领域的统计年鉴和学术文献中经常使用；另外一种类
型是依据患病率或发病率 ① 的高低而对疾病危害程度进行排
序，着眼于不同类型疾病的发生频率的变动情况，从而分析
居民的患病规律以及疾病的表现特点和影响因素。以上两种
评价疾病谱排列顺序的方法各有合理之处，相得益彰，第一
种方式考虑到了死亡对于健康的极度威胁性，容易将恶性肿
瘤、烈性传染病等严重致命的疾病摆在死因谱的前列，从而
引起民众的高度重视；第二种方式则会凸显风湿病、高血压、
糖尿病等慢性病在疾病谱中的地位，因为在现代社会中这些
慢性病虽然不会快速致命，却广泛分布，对人们的生命质量
和日常生活的影响更为持久。综上，可以得出疾病谱的排列
依据应该兼顾死亡率以及患病率、发病率两类指标。

　　遵循疾病谱的排列依据，可以获取疾病流行特点以及背
后致病因素，从而把握规律采取对应防治措施。循此范式，

---

① 患病率和发病率既有联系又有区别。患病率，指某特定时间内某类病
　种的新旧病例占总人口的比例，系病例既有存量和新的增量的加总；
　发病率则表示在一定期间内，一定人群中某类病种的新病例出现的频
　率，系增量的考虑。对于病程较长且难以治愈的慢性病，通常使用患
　病率测量疾病流行情况及其对人们健康影响程度，而对于流行的传染
　病的考察，则主要使用发病率指标。

国内外攸关疾病谱的研究延展进行。总体而言，疾病谱的研究主要集中在公共卫生和流行病学领域，其文献大体包括两大类别：一类是将疾病谱及其变迁仅仅作为研究背景或视角，重点关注新型疾病谱下的疾病负担、医疗保障和防治策略等主题；另一类则通过具体指标呈现出某个国家、地区或者某个医院、某特定人群的疾病排序，然后讨论遗传、老龄化、污染、行为等不同风险因素对疾病谱转变的影响（余成普，2019）[①]。

（二）人类疾病谱的转变

人类疾病谱目前总体上呈现出由急性传染病向慢性非传染性疾病转变的规律，这也在一定程度上反映了人均预期寿命的变化。根据人类疾病发展规律，Omran（1971）最早提出了"流行病模式转变"（Epidemiological Transition）的术语，并根据转变过程中的疾病特点，把这一过程分为三个阶段，依次是（1）"大瘟疫与饥荒期"（the Age of Pestilence and Famine），鼠疫、天花、霍乱等传染病大规模流行和饥荒造成大量人口死亡，人口死亡率高，平均预期寿命为 20—40 岁；（2）"传染病下降期"（the Age of Receding Pandemics），各种传染病流行规模变小、传播速度减慢，平均预期寿命增至 30—50 岁；（3）"退行性疾病与人为疾病期"（the Age of Degenerative and Man-made Diseases），死亡率继续下降并维持到较低水平，平均预期寿命增到 50 岁以上，

---

① 余成普. 中国农村疾病谱的变迁及其解释框架 [J]. 中国社会科学，2019（9）：92-114，206.

随着经济社会发展，"退行性疾病与人为疾病"将成为人类经常性的烦恼[①]。也有学者（2009）认为疾病转型大致可划分为四个阶段：第一阶段为传染病、寄生虫病以及营养缺乏症引起高死亡率，对应大瘟疫和饥荒时代；第二阶段为完全的转型时期，过去的致死疾病渐渐让位于发病年龄较高的其他致死疾病，人类预期寿命增加；第三阶段为慢性疾病主导阶段，慢性疾病死亡率不断攀升，人类预期寿命仍可增加；第四阶段为致死慢性疾病的退缩（尤其是 45 至 54 岁之间）和下降（55 至 75 岁之间）阶段，一些大病如心肌梗塞、脑血管病变、胃及子宫肿瘤以及糖尿病得以驯服、呈现减少趋势，死亡率虽然下降，但发病率并没有下降[②]。需要说明的是，作为对人口、社会经济、科学技术、政治、文化和生物学等方面广泛变化的反映，疾病谱的转变在不同的国家和地区具有不同的途径和特征，转变过程是一个不断变化的、动态的、非线性的长期变化过程，并可能发生停滞不前甚至逆转的状况（宋新明，2003）[③]。

不管对疾病谱的转变采取何种划分方法，一个特征化的事实在于，无论急性传染病还是慢性非传染病，在人类采集社会都甚少高发，随着农业社会的出现以及之后现代化进程的推进才为疾病的大范围流行提供了条件。疾病谱转变的驱

[①] Abdel R. Omran. The Epidemiologic Transition : A Theory of the Epidemiology of Population Change[J]. *The Milbank Memorial Fund Quarterly*, 1971（49）: 509-538.

[②] [法] 马赛尔·德吕勒. 健康与社会——健康问题的社会塑造 [M]. 王鲲，译. 南京：译林出版社，2009：16-17.

[③] 宋新明. 流行病学转变——人口变化的流行病学理论的形成和发展 [J]. 人口研究，2003（6）：52-58.

动力在于经济社会发展和卫生技术革命。农业社会意味着人群规模性聚集和人群交流的扩大，而驯养动物导致人畜共有疾病，水井和人畜粪便接触导致病菌传染等等，这就使得急性传染病的发生可能性极大。随着农业社会向工业化社会的演进，尤其是20世纪的卫生革命和人口转变，医疗卫生条件的进步和生活条件的改善使得原先威胁人类生命的感染性疾病得到遏制，与此同时，反而出现饮食不合理、贫富分化、劳累过度等造成的营养不良和慢性疼痛等疾患状态。工业社会下的久坐、缺乏运动、高糖饮食、营养过剩、快节奏等生活生产方式无疑成为肥胖等慢性病的触发因素。所以20世纪以来，人类经历了疾病谱的转变，这突出表现在非传染性疾病取代传染病成为致病、致残、致死的主要原因，截至目前这一过程仍在持续。虽然传染性疾病、急性病以及其他意外因素至今仍然是人们死亡的重要原因，但慢性病显然已经成为人类健康的头号威胁，也正快速成为低收入和中等收入国家和地区的主要健康问题，慢性病几乎在所有国家和地区都是成年人的主要死因（WHO，2006）[①]。

当然，人类疾病谱的转变率先在发达国家发生。这主要得益于19世纪后期的卫生革命和20世纪医学技术水平提高，在20世纪二三十年代西方发达国家便完成了疾病谱的转变（夏翠翠，李建新，2018）[②]。对一些欠发达国家而言，也经历着类似的转变，但由于现代公共卫生运动和医学技术的推

① 张璐，孔灵芝. 预防慢性病：一项至关重要的投资——世界卫生组织报告 [J]. 中国慢性病预防与控制，2006（1）：1-4.

② 夏翠翠，李建新. 健康老龄化还是病痛老龄化——健康中国战略视角下老年人口的慢性病问题 [J]. 探索与争鸣，2018（10）：115-121，144.

动，其转变过程相对来说时间更短、速度更快，并且不同人群的转变速度相差较大，从而出现"不完全的疾病谱转变"，部分人群落在了后面（WHO，1999）[①]。经济发展水平较差的欠发达国家，目前传染病仍是其人口死亡的主要原因。所以对于发展中国家而言，正在或即将发生的疾病谱的转变过程意味着双重疾病负担：既要应对由来已久的传染病，又要对付日益增加的慢性非传染病，这些慢性病包括心脏病、中风、癌症、慢性呼吸道疾病、糖尿病、视力衰退和失明、听力衰退和失聪、口腔疾病、精神疾患、遗传疾患等疾病。

（三）中国疾病谱的转变

中国疾病谱的变迁也遵循了人类疾病谱的转变规律。在中国近代史上，总体来看传染性疾病对人民健康的危害最为严重。新中国成立后，在"面向工农兵、预防为主、团结中西医、卫生工作与群众运动相结合"的卫生健康工作原则指引下，以及"除四害"[②]和"两管五改"（管水、管粪、改井、改厕、改炉灶、改牲畜圈棚、改室内外卫生）等爱国卫生运动一系列具体干预措施推动下，我国传染病的发病率在20世纪70年代末开始下滑，传染病逐渐在疾病谱中占据微小的份额，所以传染病、寄生虫病和地方病的流行得到有效抑

[①]　WHO. World Health Report：Making A Difference [R]. Geneva，1999.

[②]　随着时间推移"四害"的具体内容有所变更。1958年2月12日中共中央、国务院发出《关于除四害讲卫生的指示》，提出要在10年或更短一些的时间内，完成消灭苍蝇、蚊子、老鼠、麻雀的任务。随着社会生活和认识的变化，20世纪60年代初期麻雀退出"四害"名单，由臭虫代替，最后臭虫又被蟑螂取代。

制，城乡居民健康水平随之大大提升，我国的一系列卫生健康举措也因此被世界银行誉为成功的"卫生革命"（世界银行，1994）[①]。与此同时，慢性病开始取代传染病成为中国主要的公共健康和个人健康问题，这在农村也不例外[②]。

不少研究都表明，当前我国已经处于退行性疾病与人为疾病期，国民健康问题亟需全社会高度关注。伴随着快速老龄化，中国国民的疾病正逐渐从妇幼卫生问题和传染性疾患向慢性非传染性疾病转变（WHO，2016）[③]。随着慢性病患者生存期的不断延长，加之人口老龄化、城镇化、工业化进程加快和行为危险因素流行对慢性病发病的影响，我国慢性病患者基数仍将不断扩大，同时因慢性病死亡的比例也会持续增加，2019 年我国因慢性病导致的死亡占总死亡的 88.5%，其中心脑血管病、癌症、慢性呼吸系统疾病死亡比例为 80.7%（中国居民营养与慢性病状况报告，2020）[④]。慢性病已成为国民健康的最主要威胁（饶克勤，2015；刘文萃，2016）[⑤]，并且慢性病还呈现出年轻化的发展趋势。就健

---

① 世界银行. 中国：卫生模式转变中的长远问题与对策 [M]. 北京：中国财政经济出版社，1994.

② 余成普. 中国农村疾病谱的变迁及其解释框架 [J]. 中国社会科学，2019（9）：92-114，206.

③ WHO. 中国老龄化与健康国家评估报告 [R]. 日内瓦，2016.

④ 国务院新闻办就《中国居民营养与慢性病状况报告（2020 年）》有关情况举行发布会 [EB/OL].（2020-12-24）[2021-01-21]. www.gov.cn/xinwen/2020-12/24/content_5572983.htm.

⑤ 饶克勤. 我国慢性疾病"井喷"与健康风险管控 [J]. 中国卫生资源，2015，18（2）：80-82；刘文萃."健康中国"战略视域下中国农村慢性病风险防范与治理推进策略研究 [J]. 领导科学论坛，2016（17）：50-59.

康风险而言，老龄化与现代化的叠加，使中国目前正处于由以"传染性疾病"为主的健康风险，向以"慢性非传染性疾病"为主的健康风险转化的过程之中，并且这两种风险相互交织，同时共存（彭翔，张航，2019）①。不过，由于城乡之间社会发展不平衡尤其是经济收入、基本公共卫生服务、医疗保障、卫生资源配置的差距，中国的疾病谱发生转变的过程又存在城乡之间的差异，这表现在城市人口较早完成了由急性传染性疾病向慢性病的转变，但农村人口疾病谱的转变相对较慢（胡琳琳，胡鞍钢，2003）②。

有必要指出的是，疾病谱由急性传染病向慢性非传染病转变的这一总体性事实，不应成为忽视急性传染病的借口。随着我国现代化程度的加深，慢性非传染性疾病固然成为顽疾，但这并不意味着人类对急性传染病就可以掉以轻心，因为传染病的疾病谱也正发生深刻变化。虽然随着经济发展和技术进步，传统的传染病趋于减少，部分传染病已被人类所控制或消灭，如白喉、乙脑、鼠疫、脊髓灰质炎等，但由于人类活动与外在的社会、环境因素的改变，与此同时新发的传染病也不断出现，如艾滋病、禽流感、手足口病等，并且这些新发传染病往往传播速度快、流行范围广、社会危害大（王贞彪，黄朝阳，2011）③。进入 21 世纪，随着人类活

---

① 彭翔，张航 . 健康中国视角下健康风险治理探讨 [J]. 宁夏社会科学，2019（1）：108-113.

② 胡琳琳，胡鞍钢 . 从不公平到更加公平的卫生发展：中国城乡疾病模式差距分析与建议 [J]. 管理世界，2003（1）：78-87.

③ 王贞彪，黄朝阳 . 从疾病谱演变谈传染病教学改革与创新 [J]. 西北医学教育，2011，19（1）：199-201.

动范围扩大、跨境流动频繁，病原体快速扩散到全球的条件不断发展，新发传染病平均每年出现 1 种，严重威胁人类健康（习近平，2020）[①]。所以，疾病谱转变的过程缓慢、曲折，甚至会出现停顿、反复，最典型的是新发传染病的出现，如中国 2003 年的重症急性呼吸综合征（Severe Acute Respiratory Syndrome，SARS）和 2020 年的新冠病毒肺炎（Corona Virus Disease 2019，COVID-19）疫情，对我国居民生命安全、身心健康以及我国乃至全球经济发展造成了巨大损失，再次拉响了防控急性传染病的警钟，也引起了学界、实务界及其他社会各界对于卫生健康领域治理的深刻反思。

二、健康的影响因素

关于健康影响因素的研究，涉及医学、社会学、政治学、人口学、经济学、心理学等多个学科。围绕健康影响因素这一主题，虽然各个学科的研究视角、理论遵循、研究范式和侧重点有所不同，但产生了一些跨学科的经典理论模型和重要的经验研究成果。所以，在学科交叉领域也形成了很多共识：人类健康的影响因素越来越多元化，并且社会因素日益成为决定性因素。中国国民健康的影响因素亦循此规律。

（一）健康的影响因素呈现多元化态势

20 世纪 70 年代，布鲁姆（Blum）、德威尔（Dever）、拉

---

① 习近平.构建起强大的公共卫生体系，为维护人民健康提供有力保障 [EB/OL].（2020-09-15）[2021-01-12]. http：//www.qstheory.cn/dukan/ qs/2020-09/15/c_1126493739.htm.

隆达（Lalonde）等提出，影响健康的主要因素可以划分为生物遗传因素，包括自然环境、心理环境和社会环境在内的环境因素，个人行为与生活方式因素以及医疗卫生服务因素四大方面，并且环境因素尤其是社会环境因素与人的各维度的健康密切相关。1991年，世界卫生组织（WHO）调查分析了全球主要死因，发现致死因素中的60%可归于行为与生活方式，17%可归于环境因素，15%可归于生物遗传因素，8%可归于医疗卫生服务因素[①]。2002年，世界卫生组织（WHO）年度报告列举了全球层面影响健康的十大风险：①体重过轻；②不安全的性行为；③高血压；④吸烟；⑤喝酒；⑥不安全饮用水、不良卫生设施和卫生习惯；⑦缺铁；⑧固体燃料释放的室内烟雾；⑨高胆固醇；⑩肥胖，这十大风险因素导致全球范围内的死亡合计占全部死亡的三分之一以上[②]。

随着人类现代化进程的加快，在影响健康的诸多因素中，社会因素越来越起决定性作用。健康风险固然涵盖自然、社会和人自身发展的诸多因素，但随着现代化水平提升，人们的平均收入、教育水平、社会地位等社会经济状况（Socioeconomic Status），以及由所掌握资源所决定的生活和工作环境及其他各项社会相关因素，逐渐居于主导地位，成为影响健康的社会决定因素（Social Determinants of Health，SDH）。不同人群之间的健康差异，并非只是先天禀赋、生

---

① 王东进. 全民医保在健康中国战略中的制度性功能和基础性作用（下）[J]. 中国医疗保险，2016（12）：11-13.

② WHO.The World Health Report 2002 : ReducingRisks，Promoting Healthy Life[R].Geneva，2002.

物性因素的直接结果，也不仅仅取决于医疗服务的差异，而是根源于所属的社会特征。一般而言，经济状况越好，社会状况越优，人群的健康水平越高。在健康社会因素决定论最为经典的代表，即健康社会影响因素分层模型看来，影响个体健康的主要因素由内到外可分五层：①不同个体性别、年龄、遗传等生物学因素；②个体行为与生活方式；③社会和社区网络；④衣食居住条件、生活环境、卫生设施、保健服务等社会结构性因素；⑤宏观社会经济、文化和环境，并且处在内层的因素受到外层因素的影响（Dahlgren & Whitehead，1991）[①]。相关研究发现，几乎在个体生命的各个阶段以及对所有的疾病而言，社会经济地位对健康都起着决定性的作用（Winkleby，1992）[②]。往往工作于地位较低的岗位上的人，其自评健康状况也较差（Saegent &Evans，2003）[③]。

其背后的机理也显而易见，较低的社会经济地位意味着经济收入较低，可以获取的物质资源（包括医疗资源）和社会资源比较匮乏，而这又往往与低下的工作岗位、较大的心理压力、较差的社会支持、有害的健康行为或者说不良

① Dahlgren，G. and Whitehead，M. Policies and strategies to promote social equity in health：Background document to WHO—Strategy paper for Europe.[J]. Stockholm：Institute of Futures Studies. 1991（14）：1063-1069.

② Winkleby，M，A. Socioeconomic Status and Health：How Education，Income，and Occupation Contribute to Risk Factors for Cardiovascular Disease[J]. *American Journal of Public Health*，1992，82（6）：816-820.

③ Saegent，S.，Evans，G.W. Poverty，Housing Niches，and Health in the United States[J]. *Journal of Social Issues*，2003，59（3）：569-589.

的生活方式密切相关，维护和促进健康的支持条件更加乏力，健康水平自然不高。甚至于，不同阶层的家庭出身决定了生命周期早期即儿童阶段的营养水平，而有利或不利因素在生命历程中的累计又可能影响到成年以后的生命质量。因此，健康的社会因素决定论越来越成为共识，世界卫生组织（WHO）甚至于 2005 年专门成立了健康社会决定因素委员会（The Commission on Social Determinants of Health，CSDH），通过收集社会决定因素证据，研判健康不公平背后的社会机制，进而提供政策建议以推动提高全球健康水平[①]，强调政府加大对人力资本的各种资源的投入，以及重新组织、建构、整治社会机制的功能。

（二）中国国民健康的影响因素

毋庸置疑，与人类社会发展一致，影响中国国民健康的因素同样也纷繁复杂。支配和影响我国居民的健康差异的因素，既有遗传方面的因素，也有经济因素、社会因素和文化因素。但非常明晰的一点在于，当前和今后一个时期，影响中国国民健康的因素中社会因素的重要性愈发凸显。类似于西方发达国家曾经的历程，随着我国工业化的持续和深入推进，收入、地位、生活和工作环境等社会因素关系到个人拥有的社会经济地位、社会网络和社会资本，故而社会因素对健康逐渐起决定性作用，食品安全、环境污染、社会公平等问题对健康构成严峻挑战（刘丽杭，2010；杨金侠，

---

① WHO.Adelaide Statement on Health in All Policies[R].Geneva，2010.

2016）[①]。中国也存在健康状况与社会经济地位正相关的普遍规律。较新的实证研究也表明，社会因素对居民自评健康会有较大的影响：居民的社会经济地位对其自评健康状况有着积极的影响，居民的社会资本积累对其自评健康状况发挥着重要的促进作用，而性别、年龄、移民身份、户籍身份、出生地、患慢性疾病的数量、抑郁指数和吸烟习惯等因素（显然其中不少属于社会因素），对居民的自评健康也会产生显著的影响（张文宏，于宜民，2019）[②]。

第四节　健康的治理

作为人类自古以来孜孜追求的理想目标，健康却在社会现实中面临种种束缚和挑战。在当今世界，尽管将健康置于优先地位几乎成为公民、社会、国家乃至全球各类微观或宏观主体的共同愿景。但在现实中，由于健康的影响因素分散于经济社会各个领域，维护和促进健康涉及政府、社会、个人各方面各主体的利益协调和行为规制，所以健康优先的实现面临着各种掣肘，健康的有效治理也成为一个系统性复杂工程，施行健康优先更是任重而道远。

---

① 刘丽杭.国际社会健康治理的理念与实践 [J].中国卫生政策研究，2015，8（8）：69-75；杨金侠.把健康融入所有政策中 [N].人民日报，2016-11-03（9）.
② 张文宏，于宜民.居民自评健康的社会影响因素研究 [J].东岳论丛，2019，40（9）：31-41，191.

一、健康优先论

首先需要明确的是，尽管具有人类共性的意义，健康优先其实是个富有中国特色的新生词汇，颇具契合中国的政策意涵和实践指向，但在国际上并无直接对应的表述。不过，国外不乏可以佐证健康优先的理论渊薮和实践支撑，例如健康权、健康人力资本理论、生物—心理—社会医学模式、健康社会因素决定论、跨部门合作、健康促进、将健康融入所有政策等等，这在前后文中都有所涉及。

当前我国"看病难、看病贵"沉疴已久，加之工业化、城镇化、老龄化以及疾病谱、生态环境、生活方式的变化等多重挑战，使得大力推行健康优先越发迫切。关于健康优先国内已有直接相关的研究成果，其具体内涵和政策指向也产生了代表性的观点。例如，较新的也是罕见的一篇文献，综合相关研究与实践，首次尝试将健康优先定义为：政府将健康作为国家或区域整体发展进程中的优先事项加以安排的一系列理念、制度、发展模式的集合（王昊，苏剑楠，王秀峰，2020）[①]。当然，这个定义将健康优先聚焦于政府主体可能失之偏颇，毕竟生命个体的健康追求才是政府健康优先的逻辑起点，个人、家庭、行业等非政府主体亦涉及健康优先的命题。

---

① 王昊，苏剑楠，王秀峰.健康优先的基本内涵与实践经验 [J].卫生经济研究，2020，37（2）：3-6.

（一）健康优先的必要性与必然性

有学者基于人类历史发展进程，提出我国施行健康优先的必然性在于以下三点：其一，人们对健康及其地位与作用的认识不断深化，由主要关注身体病痛转向身体、心理、社会等综合因素，健康既是一项普遍享有的基本权利，也是推动经济发展和社会繁荣进步的重要基石；其二，生命科学发展与医学技术进步提供了物质基础和技术支撑；其三，全球化和国家综合国力竞争创造了有利的外部环境，美国、日本、欧盟、俄罗斯等都相继制定并实施了健康战略规划（王昊，苏剑楠，王秀峰，2020）[1]。

胡鞍钢、胡琳琳（2003）通过实证分析发现，相对于人均 GDP 与居民消费水平增长率的高企，1980–2000 年期间中国的人口卫生健康指标改善程度以及速度明显滞后，反而远远低于改革开放前，以此表明经济增长只是改善人口卫生健康的重要条件，但经济增长不会自动地、自然地、自发的实现健康目标，必须树立健康优先的导向，将投资于人民健康作为全面建设小康社会的重点，采取涵盖贫困人口的、有利于促进社会公平的经济社会政策，使人们能够分享经济增长成果、改善自身健康水平[2]。

（二）健康优先的原则指向

健康的优先性应该是健康优先的最强原则指向。毕竟，

---

[1] 王昊，苏剑楠，王秀峰.健康优先的基本内涵与实践经验 [J].卫生经济研究，2020, 37（2）：3-6.

[2] 胡鞍钢，胡琳琳.中国宏观经济与卫生健康 [J].改革，2003（2）：5-13.

健康是被政府作为国家或区域整体发展进程中的优先事项加以安排的一系列理念、制度、发展模式的集合，既涵盖了对生命健康的本质与规律的理解，也包含着对人的发展、经济社会进步和科学技术变革的认识；既包含了对健康的地位与作用的理解和价值判断，也包含着对健康与相关领域协调互促的期盼（王昊，苏剑楠，王秀峰，2020）[①]。在国家众多的发展战略中，健康优先发展战略无疑应该作为首要的优先发展战略。健康优先首先体现在保障的优先性，尤其是当国家发展战略体系里的其他任何战略与健康发生冲突时，都必须以保障健康作为前提，任何价值和利益都不能凌驾于生命健康权之上，因为生命健康权既是一种"底线权利"，也是人的"最高权利"（韩大元，2016）[②]。

（三）健康优先的政策意涵

《"健康中国 2030"规划纲要》（2016）把健康优先设定为建设健康中国的首要遵循原则，并简明扼要地表述了其政策内涵，"把健康摆在优先发展的战略地位，立足国情，将促进健康的理念融入公共政策制定实施的全过程，加快形成有利于健康的生活方式、生态环境和经济发展模式，实现健康与经济社会良性协调发展"，这为我们深度解读健康优先的政策语境提供了重要的线索和参照。

其实较早的观点认为，发展的目的就是为了人，人民健

[①] 王昊，苏剑楠，王秀峰. 健康优先的基本内涵与实践经验 [J]. 卫生经济研究，2020，37（2）：3-6.

[②] 韩大元. 人民的健康是优先发展的国家战略 [N]. 中国食品安全报，2016-10-25（A02）.

康是发展的优先目标，所以健康优先直接体现为把卫生健康领域视为公共投资的优先领域（胡鞍钢，2003）[①]。随着经济社会发展和认识深化，健康优先的政策指向不断拓展，已不仅仅局限在公共投资领域，而要把健康优先体现在社会生活全过程，即经济社会发展规划中突出健康目标，公共政策制定实施中向健康倾斜，财政投入上保障健康需求（李斌，2018）[②]。对于健康优先的丰富内涵，最权威的解读和界定莫过于李克强总理（2016）在第九届全球健康促进大会上所做的具体阐释，"要坚持在发展理念中充分体现健康优先，在经济社会发展规划中突出健康目标，在公共政策制定实施中向健康倾斜，在财政投入上着力保障健康需求"[③]。不过，除了发展理念优先、发展规划优先、公共政策优先、财政投入优先，健康优先通常还表现为配置公共资源时优先安排、培养专业人才时优先保障（马晓伟，2018）[④]，以及优先进行卫生健康的考核问责等方面（王昊等，2020）[⑤]。

---

① 胡鞍钢. 卫生与发展：人民健康优先论 [N]. 社会科学报，2003-10-09（1）.

② 李斌. 实施健康中国战略 [N]. 人民日报，2018-01-12（7）.

③ 李克强在第九届全球健康促进大会开幕式上的致辞 [EB/OL].（2016-11-23）[2021-01-12]. http：//www.gov.cn/guowuyuan/2016-11/23/content_5136625.htm.

④ 马晓伟. 以人民健康为中心实施健康中国战略 [J]. 求是，2018（20）：28-30.

⑤ 王昊，苏剑楠，王秀峰. 健康优先的基本内涵与实践经验 [J]. 卫生经济研究，2020，37（2）：3-6.

二、健康的系统性治理

我国当前倡导的"大卫生、大健康"理念本身就遵循了系统论思想，而基于健康的影响因素的广泛性，随着新公共管理运动的兴起和发展，近年来所谓的"健康治理"往往指向于对健康进行系统性治理。系统性治理可以被视为健康治理的本质特征，以多元治理主体协同应对各种健康问题也成为国内外的共识。"跨部门合作"（Cross-sectoral Collaboration）、"健康促进"（Health Promotion）、"将健康融入所有政策"（Health in All Policies，HiAP）等几乎成了系统性治理健康的代名词。当然，关于健康的系统性治理问题，国内外皆有权威研究涉及。

（一）系统性治理健康的理论遵循

从文献研究来看，公共管理领域里的"治理"往往归宿于"良治"（Good Governance），不同于传统"统治"（Govern）的理念，强调的是政府分权并向社会授权，以实现多主体和多中心治理，即国家、社会与市场多维力量对社会公共事务的共治状态（Brinkerhoff D W，Bossert T J.，2008）[①]。而系统性治理（Systematic Governance）与协同治理（Collaborative Governance）、整体性治理（Holistic Governance）、多中心治理（Polycentric Governance）、合作治理（Cooperative

───────────────

① Brinkerhoff，D.W.，Bossert，T.J. Health Governance : Concepts，Experience，and Programming Options[R].Bethesda，2008.

Governance）、网络治理（Network Governance）等概念经常被视为共通的概念使用，在此本书不予区分。

比较一致的意见是，健康的治理需要遵循系统论、整体观，离不开多主体、多中心的协同、合作。例如，世界卫生组织（WHO，2002）发布的《全球健康治理概念考察》白皮书就指出，健康治理涵盖了指向于促进和保护人群健康的所有行动和措施，可以是正式制度，也可以是非正式制度，强调治理主体多元化以及治理过程的参与性和融入性[①]。而健康促进与健康权保障所需要的系统性协同治理，根本上源于健康和健康权是复杂的跨域问题，健康问题以及作为一组权利的健康权，不仅仅局限在医疗卫生领域，还涉及营养、环境、就业、教育等诸多领域，涵盖了几乎政府所有部门，也涉及跨越空间区划的社会、机构、家庭和个人等多方主体（唐贤兴，马婷，2019）[②]。如前面文献综述所示，健康的影响因素的广泛性是对健康进行系统性治理的逻辑起点，关于健康的影响因素的相关理论在此不再赘述。作为系统性治理健康的代名词，健康促进已经成为一切促使行为和生活条件向有益于健康改变的教育和环境支持的综合体，需要国家、社区、家庭、个人协同发力（Green，1979）[③]。

---

① 郭建，黄志斌. 中国健康治理面临的主要问题及对策 [J]. 中州学刊，2019（6）：68-72.

② 唐贤兴，马婷. 中国健康促进中的协同治理：结构、政策与过程 [J]. 社会科学，2019（8）：3-15.

③ Lawrence W. Green. National Policy in the Promotion of Health[J]. *Journal of the Institute of Health Education*，1979，17（3）：91-98.

（二）国际上不乏系统性治理健康的先行经验

对全人类而言，健康已成为全球发展议程的重要内容，突出表现为目前形成了一系列卫生健康领域的重要公约或宣言。自 20 世纪 70 年代以来，国际公约或宣言中对于健康的系统性治理的认识不断深化，基本上可以沿着"跨部门合作（Cross-sectoral Collaboration）→健康促进（Health Promotion）→将健康融入所有政策（Healthin All Policies，HiAP）"的台阶拾级而上。

1978 年，《阿拉木图宣言》首次系统地阐述了"跨部门合作"制定实施健康发展战略的必要性，强调卫生部门与其他政府部门基于卫生服务与健康公平的状况，以健康风险及社会决定因素为指导，形成多部门共同参与、合作推进的健康治理局面[①]。跨部门合作是国际组织对系统性健康治理的初步认识，这在后来也被各国政府广泛接受并实施。

"健康促进"进一步拓展了跨部门合作的主体范围，强调健康治理除了政府投入外，也离不开居民、社区的参与。1986 年，第一届国际健康促进大会通过的《渥太华宣言》，首次完整阐述了"健康促进"的定义："提升居民的健康知识与技能的同时，在国家层面系统制定促进健康的公共政策，增加对健康的投资，强化社区的参与行为，营造良好的健康支持性环境"，并系统提出了"出台促进健康的公共政策""建立支持性的健康环境""强化社区参与""发展个人健

---

① WHO. Primary Health Care：Report of the International Conference on Primary Health Care[R]. Alma-Ata，USSR：1978.

康技能""改革卫生服务模式"等五大行动纲领 ①。后续的国际健康促进大会持续强化了相关主体促进健康的理念，例如健康城市、健康促进学校、健康工作场所等项目也被纳入健康环境建设的优先发展领域。

1998 年 WHO 提出引领 21 世纪健康促进战略，将健康促进纳入公共政策治理的范畴，一些发达国家特别是欧洲国家开展了大规模的健康治理项目，其中芬兰"将健康融入所有政策"的健康治理"政治范式"令人瞩目：政府各部门在制定相关政策与战略计划时，要加强循证决策，通过系统分析相关政策及其干预措施对民众健康和相关社会决定因素的影响和效果，从而制定有据可循的公共政策 ②。"将健康融入所有政策"这一治理方略被世界卫生组织（WHO）于 2010 年发布的《阿德莱德声明》中正式提出，对将健康融入所有政策的实施路径、步骤以及政府相关角色等进行了全面论述。

特别指出的是，一些经济体也将健康纳入了国家社会经济发展战略目标和政府公共政策议程，并以健康作为重要指标评价政府政策及社会治理现代化进程，比较突出的通行做法就是聚焦特定时期内影响国民健康的重大疾病和突出问题而制定、实施中长期的专项健康行动纲领。例如，作为较早推行国家健康战略的典范，美国于 1976 年正式通过《健康资讯和健康促进法案》，自 1980 年起便基本上每十年发布一次国家"健康国民"（Healthy People）规划，截

---

① WHO. Ottawa Charter for Health Promotion[R]. Copenhagen, 1986.

② Alix Freiler, Carles Muntaner, Ketan Shankardass, et al.Glossary for the implementation of Health in All Policies（HiAP）[J]. *Journal of Epidemiology and Community Health*, 2013, 67（12）：1068-1072.

至 2020 年 8 月美国卫生和公众服务部（the U.S. Department of Health and Human Services，HHS）最新发布"健康国民（Healthy People 2030）"之时，美国已颁布实施《健康国民1990：促进健康与预防疾病》《健康国民 2000：健康促进与疾病预防国家目标》《健康国民 2010：了解和改善健康》《健康国民 2020：实现测量进展的目标和消除健康差距》《健康国民 2030：为所有人创造更健康的未来》共 5 个健康国民规划，致力于指导疾病预防和健康促进，持续改善全体国民健康[①]。日本在 1978、1988 年分别制定了第一次、第二次国民健康增进战略，进入 21 世纪又制定了第三次国民健康增进战略即"健康日本 21 世纪计划"，并于 2002 年颁布《健康增进法》为国民健康增进战略的实施提供法律保障，2015年又提出《健康日本 2035——2035 年日本通过医疗卫生引领全球》，即"健康日本 2035"愿景：构建一个面向未来 20年、适用于全人群、有助于日本经济增长和财富稳定的医疗卫生体系，转变现有的医疗保健模式，推动每个人发挥潜能关注自身健康，实现"健康日本"[②]。

此外，在长期实践中，西方发达国家逐步形成两大类别的健康治理特色与模式：一种是政府与社会协同治理，着眼于健康治理中的政府与社会关系，通过政府与其他社会组织合作建立卫生政策网络、平台和社会联盟，并运用现代信息网络技术，动员全社会参与健康治理；另外一种是纵向治理

---

① Healthy People 2030[EB/OL].（2020-08-18）[2021-01-12]. https：//www.cdc.gov/nchs/about/factsheets/factsheet-hp2030.htm.

② 王昊，张毓辉，王秀峰.健康战略实施机制与监测评价国际经验研究[J].卫生经济研究，2018（6）：38-40.

与横向治理的模式，主要基于健康治理中的政府组织结构，通过整合地方、中央乃至相关国际组织等各层级部门之间的体制框架、法律法规以及相关政策形成纵向治理模式，或者通过整合政府各部门之间的职能形成横向治理模式（典型如组建协调委员会、构建大部委制）（刘丽杭，2015）[①]。当前，我国的健康治理仍由政府主导，接下来由一元向多元、由单独向协同治理的转型任务较重。而国际社会上成熟的健康治理理论和丰富的健康治理实践，不啻为我国构建中国特色的健康治理模式的宝贵借鉴。

（三）系统性治理健康的中国实践

毋庸讳言，由于历史和现实的多种原因，目前我国在健康治理方面还面临着不少突出的问题和挑战，当然国内也研究并提出了不少对策建议。

截至目前，尽管健康中国建设取得了重要进展，但也存在许多问题，例如健康服务供给主体单一，健康服务体系不完善，医疗市场化过度，基本医疗保障差异化，政府对健康服务机构监管不力，公民健康教育和健康促进不够强等等（郭建，黄志斌，2019）[②]。尤其是当下我国正处于健康风险叠加的特殊时期，公众风险感知强、焦虑感加强，而健康风险应对还处于应急管理的模式，过度依赖政府介入，使得

[①] 刘丽杭.国际社会健康治理的理念与实践 [J]. 中国卫生政策研究，2015，8（8）：69-75.

[②] 郭建，黄志斌.中国健康治理面临的突出问题及对策 [J]. 中州学刊，2019（6）：68-72.

健康风险的应对陷入困境（彭翔，张航，2019）[①]。随着健康问题的不断凸显以及公众对健康的需求日益强劲，尤其是健康中国上升为国家战略后，除了公共健康、慢性病、医疗保障、食品安全、环境保护、健康贫困等传统具体领域的健康治理之外，全社会健康的系统性治理亦开始成为学术热点。其实，国内学术界早在 21 世纪初期就已经出现了对健康进行系统性治理的一些呼声，例如在 2003 年，胡鞍钢、胡琳琳便以投资于人民健康作为全面建设小康社会的重点，提出一揽子政策建议：加大政府对公共卫生服务的投入；厘清政府和市场在医疗卫生领域的作用和内容，政府主要提供预防免疫、妇幼保健、改水改厕等基本公共卫生服务，并向贫困地区和弱势群体倾斜投资，市场主要提供私人医疗保健；将卫生发展纳入宏观经济政策框架，财政、税收、贸易、反贫困等政策都要与卫生健康挂钩；建立由主管卫生的国务院副总理担任主席的国家宏观经济与卫生委员会，集信息收集、研究、咨询和决策于一体，提供卫生健康可持续发展的机制保证[②]。

近年来，又有不少文献针对人民群众健康面临的种种挑战提出较为系统的健康治理路径。例如，任洁（2017）借鉴国际上将健康视为首要的公共利益，致力于减少和消除造成健康不平等的社会因素，推行跨区域跨部门的网络化治理，依托国家执政能力以及重新认定责任等健康治理基本主张，提出当前中国亟需转变健康观念，将健康治理引入政府的绩

[①] 彭翔，张航.健康中国视角下健康风险治理探讨 [J].宁夏社会科学，2019（1）：108-113.

[②] 胡鞍钢，胡琳琳.中国宏观经济与卫生健康 [J].改革，2003（2）：5-13.

效考核中，开展跨部门合作，重视健康政策的公平性等对策①。建设健康中国要求在转变健康观念的同时，也要厘清将健康融入所有政策的认知和路径，完善立法和政策引导，做好大部制改革和相关实施保障（郭清，2016）②。在强化政府部门间合作的横向治理时，更要完善政府、社会组织和市场机制的合理分工和搭配，以健康中国建设作为增量，以增量带动存量，做好配套政策实施（王虎峰，2017）③。鉴于群众参与是健康治理的重要内容，所以要着重全面塑造健康新理念、激励公民有序参与、培育多主体多模式治理、强化协同保障等形成社会治理机制（王晓迪，俞春江，瞿先国，等，2017；宋律，2017）④。

随着时间推移，亦有较新的文献提出系统性治理健康中国的方案。例如，彭翔，张航（2019）提出引入社会的力量，实现从过度依赖政府到政府、社会、市场三元支撑局面的转化；注重协同供给，从政府一方主宰到多方合作治理；以确定性应对不确定性，实现从应急管理到常态治理

① 任洁.健康治理视域下提升老年人口生命质量的路径探析[J].行政科学论坛，2017（8）：33-39.

② 郭清."健康中国2030"规划纲要的实施路径[J].健康研究，2016，36（6）：601-604.

③ 王虎峰.健康国家建设：源流、本质及治理[J].医学与哲学（A），2017，38（3）：1-4，17.

④ 王晓迪，俞春江，瞿先国，等.治理视阈下公民参与"健康中国2030"战略的实施路径[J].中国卫生政策研究，2017，10（5）：39-44；宋律.健康治理中的群众参与及其实现路径[J].中国农村卫生事业管理，2017，37（7）：810-812.

转变 [①]。郭建，黄志斌（2019）建议推进健康服务供给侧结构性改革，统筹多元主体参与健康治理，建立健全健康治理的各项工作机制，构建一体化、整合型医疗服务体系，建立和完善健康治理的法律法规及全民健康保险体系，借助互联网、移动社交平台、大数据等新媒体新技术做好健康促进工作 [②]。综合来看，根据中国的实践，健康的系统性治理至少可以包含三个层面：第一个层面是国家与国际间的互动，即利用国际国内两种资源进行合作，例如中国加入各种国际公约，尤其是同世界卫生组织（WHO）合作围绕健康促进开展多项工作；第二个层面是跨领域展开的社会协同，即在政府、市场和社会彼此之间所进行的合作，例如政府通过服务外包的形式与企业合作，政府与社区合作进行健康权和健康教育的宣传，非政府组织（NGO）和政府围绕医疗救助展开合作；第三个层面是政府体系内部的跨部门协同，即通常狭义上所谓的跨部门合作，在建设健康中国的战略目标引领下，卫生健康、财政、教育、环境保护、食品药品监督管理、人力资源与社会保障、体育等领域的主管部门之间已经产生了跨部门合作的实际需求并开始了相应行动，例如环境保护部与卫生健康委已经建立了跨部门合作机制，以共同进行环境与健康影响的调查（唐贤兴，马婷，2019）[③]。

[①] 彭翔，张航. 健康中国视角下健康风险治理探讨 [J]. 宁夏社会科学，2019（1）：108-113.

[②] 郭建，黄志斌. 中国健康治理面临的突出问题及对策 [J]. 中州学刊，2019（6）：68-72.

[③] 唐贤兴，马婷. 中国健康促进中的协同治理：结构、政策与过程 [J]. 社会科学，2019（8）：3-15.

第五节　文献的总述评

2016 年 10 月，健康优先在中共中央、国务院印发实施的《"健康中国 2030"规划纲要》中被设定为建设健康中国所遵循的首要原则，其中紧随其后简明扼要地进行了展开表述，"把健康摆在优先发展的战略地位，立足国情，将促进健康的理念融入公共政策制定实施的全过程，加快形成有利于健康的生活方式、生态环境和经济社会发展模式，实现健康与经济社会良性协调发展"①。这无疑也为各地各部门下一步的具体健康治理提供了价值标杆和方向引领。但究竟何为健康优先？如何才能健康优先？《"健康中国 2030"规划纲要》等政策文件并未详尽回应，并且截至目前政策界和理论界对于健康优先的研究也比较薄弱，国内外尚未就健康优先的定义形成共识。

综合前文所述的文献研究，总体来看，截至目前国内外关于健康优先的间接相关性的研究已取得相当丰硕的成果，但对健康优先的专题性研究非常不足，主要表现在以下三点：(1)绝大多数有关健康优先应然逻辑的成果聚焦健康的重要性、健康的影响因素等，部分有关健康优先治理的成果侧重健康促进的国际范式和中国方案的研究；(2)少数文献虽然注意到健康优先的治理研究，但仍局限在健康的风险因

---

① 中共中央国务院印发《"健康中国 2030"规划纲要》[J]. 中华人民共和国国务院公报，2016(32)：5-20.

素、政策干预等传统一般性分析，对如何推进健康优先的治理缺乏系统性的深度思考；（3）没有文献融合我国最大的建设方案——中国特色社会主义事业"五位一体"总体布局，借鉴"将健康融入所有政策"的国际通行方法，构建中国特色的健康优先治理模式。概言之，目前国内外关于健康优先的间接相关性研究成果颇丰，但对中国特色社会主义进入新时代后健康优先的逻辑与治理的专题研究不足，不少文献仍局限在健康中国或健康治理的一般性研究和碎片化分析，缺乏时代性把握和系统性思考，从而凸显了本书的挖掘空间和学术价值。

中国特色社会主义新时代的社会主要矛盾在卫生健康领域更加突出，以健康优先引领健康中国建设亦势在必行。新时代健康中国的建设征程伊始，任重而道远，战略实施和政策执行层面的推进思路和实际抓手捉襟见肘。除了研判健康优先的应然逻辑与实然状况，下一步厘清健康优先的具体内涵和治理路径显得越发迫切，以资为各级政府各相关部门的政策细化和实际操作提供研究依据和重要参考。立足新时代我国发展新的历史方位，接下来应秉持"以人民健康为中心"的理念，把健康摆在优先发展的战略地位，将健康融入所有政策。当前和今后一个时期，可瞄准即将全面建成小康社会后分两阶段实现现代化的宏大目标，遵循《中华人民共和国基本医疗卫生与健康促进法》《中华人民共和国国民经济和社会发展第十四个五年规划和 2035 年远景目标纲要》，重点结合《"健康中国 2030"规划纲要》以及《关于实施健康中国行动的意见》《健康中国行动（2019—2030 年）》《健康中国行动组织实施和考核方案》等健康中国行动有关文件，融会"五位一体"总体布局，探究协同构建健康优先的系统治理框架，部署形成常态化的监测数据集，运用科学的评价模型对健康优先的治理状况进行评价，并建立今后进行常态化、动态化监测的体制机制。

为进一步厘清今后健康优先执行层面的推进思路，及时明确实际工作的具体抓手，建议着眼于建立健全将健康有效融入"五位一体"总体布局中各领域的治理体系，全面加强宏观、中观、微观各层面、各主体健康优先的治理能力，并在相关治理的动态评价中因应生发实操性、针对性的政策。秉持"大卫生、大健康"理念，可统筹推进卫生健康领域的宏观顶层设计（战略、法律、制度等）、中观集结平台（政策、城市、行业等）、微观健康细胞（社区、学校、企业、家庭等）的建设。例如，在发布健康中国行动有关文件以及全国健康城市（乡村）评价指标体系后，各地各部门应及时协同，坚持目标导向、需求导向、问题导向，跟进出台并不断改进健康社区、健康企业、健康家庭等微观健康细胞的评价指标体系以及相应建设规范，以提升健康中国具体落地工作的针对性、操作性和实施效果。

第三章

健康优先的科学内涵

厘清健康优先概念的科学内涵，是演绎健康优先的基本逻辑以及构建健康优先的治理框架的理论起点。近年来我国提出健康优先命题并在经济社会发展中予以持续推进，其本身就体现了合规律性与合目的性的有机统一。所谓合规律性，是指人类活动必须遵循客观规律，重点考察工具、方法和手段是否合理①。而合目的性，则指人类活动也要合乎人的自由而全面的发展的终极价值指向和追求，体现了鲜明的目的导向与问题导向②。合规律性侧重于对方法论的理性认知范畴，而合目的性则侧重于对价值观的实践运用范畴，两大基本准则统一于人类社会活动。进入中国特色社会主义新时代，健康成为人实现自由而全面的发展目标的基本前提和重要内容，老百姓对于"健康第一"的朴素哲学认知得越发深刻，也在社会上凝聚形成了广泛的理性共识。而国家"把健康摆在优先发展的战略地位"的战略定位和建设健康中国的全方位战略部署，则及时有力地呼应了民众诉求和社会共识，同时也因应了社会发展进步和卫生健康治理现代化的客观规律。故而，健康优先在《"健康中国 2030"规划纲要》中被设定为建设健康中国遵循的首要原则，直接以"序数效

---

① 陈树文.试论科学发展观与构建和谐社会的关系——兼论合规律性与合目的性的统一 [J]. 中国特色社会主义研究，2007（1）：64-68.

② 杨延圣.五大发展理念的"合规律性"与"合目的性"[J]. 观察与思考，2016（8）：92-96.

用论"的形式宣示了健康福祉在各种追求和权衡中的优先地位，这为各地各部门下一步的具体健康治理提供了具有举旗定向作用的价值标杆和方向引领。

　　然而，究竟何为健康优先？如何才能健康优先？《"健康中国 2030"规划纲要》等政策文件并未给予详尽回应，截至目前学界和实务界对于健康优先的研究依然比较薄弱，国内外尚无健康优先的统一定义，所以其深刻内涵还有待于进一步厘清。较新的一篇学术文献（王昊，苏剑楠，王秀峰，2020）基于经济社会、思想文化、国际交往背景，首次尝试将"健康优先"定义为"政府将健康作为国家或区域整体发展进程中的优先事项加以安排的一系列理念、制度、发展模式的集合"，并赋予其全局性、基础性、战略性、一惯性和规制性的显著特征，提出主要从治理体系、推进与实施机制、监测考核以及宣传引导等方面发力，以推动健康优先落实落地①。这个定义将健康优先聚焦于"有为政府"，可圈可点，但对健康优先的政策意蕴尤其是"优先"的本质和语境仍透视不足，实际上对改革开放后经济社会变迁中健康优先的生成脉络还可以置放于更宽广的历史视野中进行演绎。本书认为，对于健康优先，不但要"知其然"，也要"知其所以然"，还要"知其所以必然"。特别是在当下全面推进健康中国建设的进程中，尽快厘清健康优先的生成逻辑和治理架构，将有利于各级各部门和社会各界明晰健康优先的来龙去脉以及下一步健康治理的基本方向和着力点，有利于更好地

---

① 王昊，苏剑楠，王秀峰. 健康优先的基本内涵与实践经验 [J]. 卫生经济研究，2020，37（2）：3-6.

维护和促进我国人民的健康福祉，也有利于今后进一步凝练健康中国的治理方案，为打造健康丝绸之路、构建人类卫生健康共同体而提供有益启示。除了蕴含的基本价值判断和方向引领功能外①，健康优先还具有明确的实践意涵和鲜明的工具属性，应该坚持合规律性与合目的性的有机统一，遵循人力资本的实践进路，从历史时空和战略视野中梳理我国健康优先的演进脉络和政策语境，并面向新时代卫生健康领域的主要矛盾，贯通目标设定、政策融入、绩效评价等管理流程，变换宏观、中观、微观各级行为主体，全方位探求健康优先的丰富内涵。

第一节　战略视野中的健康优先方：政策语境和人力资本

健康优先作为顶层设计的一剂良方，已经跃入新的历史方位下党和国家的战略视野，并将于中国下一步的高质量发展中释放出方向性、引领性的重要功能。跨越历史变迁的时空，结合政策语境和人力资本理论分析，健康优先的提出和实施亦因应了经济社会发展进步的规律。

---

① 如前文所述，健康优先所呈现出来的基本价值判断和方向引领功能，可集中体现为老百姓"健康第一"的朴素哲学认知，以及中央政府"把健康摆在优先发展的战略地位"的顶层价值设计。

一、健康优先的政策语境：合目的性解读

从政策文件溯源，健康优先一词作为专有名词首次出现于 2016 年 10 月中共中央、国务院印发的《"健康中国 2030"规划纲要》，在这个文件的指导思想中健康优先被定位为其后 15 年推进健康中国建设所主要遵循的首要原则，排在了"改革创新""科学发展""公平公正"其他三项原则之前。关于健康优先这一首要遵循的要义，党和政府后续发布的健康中国建设相关文本并无详细释义，唯有《"健康中国 2030"规划纲要》在提出这一原则时紧随其后简明扼要地进行了表述，"把健康摆在优先发展的战略地位，立足国情，将促进健康的理念融入公共政策制定实施的全过程，加快形成有利于健康的生活方式、生态环境和经济社会发展模式，实现健康与经济社会良性协调发展"①，这为我们尝试深度解读健康优先的政策语境提供了重要的线索和参照。本书接下来重点结合《"健康中国 2030"规划纲要》精神，融合政策语境和社会现实，解读健康优先的政策意蕴，回答"知其然"的问题。

首先，特别需要指出的是，"优先"一词，并非现代汉语当中的陌生词汇，甚至为大家司空见惯，但其背后隐含的意蕴却值得深深玩味。在现代汉语语境中，"优先"意为"将目标对象放在其他人或其他事之前"，涉及个体或集体偏好的选择序，多指在待遇上的占先安排。以"优先"为语

---

① 中共中央国务院印发《"健康中国 2030"规划纲要》[J]. 中华人民共和国国务院公报，2016（32）：5-20.

素派生出的词语，比较常见的当属"优先权"，可见"优先"背后实质上涉及伦理道德、公序良俗的考量。"优先"一词可对应英文中的"First"或"Priority"，从对应英文词义来看，"优先"亦有"位列第一""更加偏好"之意。所以，将"健康"与"优先"组合起来的"健康优先"一词，无疑就产生了"将健康置于第一位""健康应放在其他事项之前"这一"序数效用论"层面的意见指导性和抉择指向性，尤其是当"健康"与其他事项发生冲突时，健康优先更加彰显其在现实抉择中的指导价值。

不但普通公民会经常面临偏好的选择或"优先"事项的排序，在国家或地区内部的经济社会诸多调控议程中，也难免会面临两两相互比较孰轻孰重、孰先孰后的判断和抉择。当然，中国健康优先战略的提出主要着眼于所处时代下国内卫生健康领域的棘手问题和急剧增加的需求。实际上，新中国成立以来，中国共产党在治国理政的实践中一直非常重视从国家实际出发，制定相应的战略方针并发挥其对经济社会发展的引领作用。例如，新中国成立伊始，结合国际对华封锁和国内民族工业基础异常薄弱的客观现实，我国确立了"自力更生""优先发展重工业"的战略方针；改革开放初期，针对国民文化素质较低、人才严重匮乏的窘况，"优先发展教育"的战略方针亦应运而生；进入21世纪我国又先后提出"人才优先发展战略""就业优先发展战略"等。其实，相关"优先发展"战略的提出，都基于相通或类似的背景：当时某领域的问题比较突出，短板已经明显，对应的"优先"诉求非常强烈，前述早期的"优先发展重工业""优先发展教育"的战略方针的提出循此规律，后来的"人才优先发展战略""就业优先发展战略"其实也分别对应高层次人才短缺、劳动就业形势严峻的客观现实。

当然，健康优先战略的提出同样也有其明确的现实指向性。尽管党的十八大以来我国卫生健康事业取得新的显著成绩，医疗卫生服务水平大幅提高，居民主要健康指标总体优于中高收入国家平均水平[①]，但相对于人均预期寿命而言，人均健康预期寿命仍有较大提升空间。《世界卫生统计2020》(*World Health Statistics 2020*)数据显示，2016 年我国人均预期寿命和人均健康预期寿命分别为 76.4 岁、68.7 岁，两者之间 7.7 年的差值意味着国人平均有近 8 年的时间在带病生存，这也正反映出健康维护和促进的短板和空间。此外，反观我国当前现状，健康与其他领域的追求受到掣肘甚至存在冲突，全社会远远没有将健康摆在优先发展的议程。健康优先的推进尚停留在宣传号召阶段，距离将健康融入公共政策全过程的要求差距甚大，有害身心健康的生活行为和生产方式为数众多，生态环境的破坏也对健康敲响了警钟，有利于健康的经济社会发展模式尚处于尝试构建和努力探索之境地。可以说，健康优先战略恰恰迎合了普通老百姓日益增长的健康需要，也回应了当下我国看病难、看病贵、疾病负担高企等卫生健康领域的难点和痛点，以及健康与经济社会尚未实现良性协调发展的症状，并提供了破解相关矛盾的解决之道。结合表 3-1，我们可以对《"健康中国 2030"规划纲要》中健康优先的表述进行透视："把健康摆在优先发展

---

① 健康中国行动（2019—2030 年）[EB/OL].（2019-07-15）[2021-02-10].
http：//www.gov.cn/xinwen/2019-07/15/content_5409694.htm.

的战略地位"确立了健康优先的战略定位和价值方向，"立足国情，将促进健康的理念融入公共政策制定实施的全过程"明确了健康优先的实施方式和工作方法，"加快形成有利于健康的生活方式、生态环境和经济社会发展模式，实现健康与经济社会良性协调发展"明晰了健康优先的结果导向和评价标准[①]。

表 3-1　对《"健康中国 2030"规划纲要》中健康优先表述的透视

属性	定位	主要表述
价值理性	健康优先的战略定位和价值方向	把健康摆在优先发展的战略地位
工具理性	健康优先的实施方式和工作方法	立足国情，将促进健康的理念融入公共政策制定实施的全过程
合规律性与合目的性的统一	健康优先的结果导向和评价标准	加快形成有利于健康的生活方式、生态环境和经济社会发展模式，实现健康与经济社会良性协调发展

注：该表由作者根据《"健康中国 2030"规划纲要》相关内容整理而成。

二、人力资本理论的实践观照：合规律性探索

遵循人力资本理论，观照中国人力人才资源开发实践，健康优先战略意义重大而深远。目前政策和理论界形成广泛共识的是，人力人才资源是我国经济社会发展的独特优势。诚如李克强总理所指出的，我国"人力人才资源丰富"[②]"拥有世界上数量最多、素质较高的劳动力，有最大规模的科技

---

① 中共中央国务院印发《"健康中国 2030"规划纲要》[J]. 中华人民共和国国务院公报，2016（32）：5-20.

② 李克强. 政府工作报告 [N]. 人民日报，2019-03-17（1）.

和专业技能人才队伍"①"9亿多劳动力、1亿多受过高等教育和有专业技能的人才,是我们最大的资源和优势"②。进入中国特色社会主义新时代,我国经济已由高速增长阶段转向高质量发展阶段,坚持质量第一、效益优先,尤其要重视人力人才资源的开发,注重人力人才优先发展的战略协同。实际上,不管是人力资源还是人才资源,都可以归为人力资本理论的分析范畴,现实中也都面临着影响健康的诸多挑战。例如,丁香医生《2021国民健康洞察报告》显示:2020年98%的公众表示自己存在健康相关的困扰,其中排名比较靠前的健康困扰分别是情绪问题(占比53%)、皮肤状态不好(占比45%)、身材不好(占比45%)、睡眠不好(占比42%)、口腔问题(占比35%)、肠胃不好(占比34%)、眼睛问题(占比33%)、骨质关节(占比28%)、脱发(占比27%)等问题③。以上这些健康问题在现实中又与人们的生活方式、所处的生态环境和我国经济社会发展水平相互交织。因此,健康优先战略的提出和实施,直面我国人力人才资源,着眼人需求的基础性和高层次维度,紧紧围绕人民群众的生命安全和健康福祉,可以视为我国社会实践中对人力资本理论的深度遵循和极致化运用。

通过梳理改革开放历史变迁中的相应战略,不难发现党和国家的相关优先发展战略业已悉数成为各级各部门开展工作的重要纲领。我国改革开放以来先后提出的教育优先战

---

① 李克强.政府工作报告[N].人民日报,2017-03-17(1).

② 李克强.政府工作报告[N].人民日报,2016-03-18(1).

③ 丁香医生.2021国民健康洞察报告[R].杭州:丁香医生数据研究院,2021.

略、人才优先战略、就业优先战略、健康优先战略等优先发展战略，实际上形成了把握好丰富的人力人才资源、致力于提升国家人力资本的"组合拳"。这既充分贯彻了以人民为中心的发展思想，也在理论上高度契合人力资本的丰富内涵。按照经典的人力资本理论，教育、培训和就业是人力资本投资的主要渠道，当然营养、医疗和健康也是人力资本投资的重要形式，并且总体而言人力资本存量大小与经济社会发展水平高低正相关①。梳理我国改革开放以来的相关优先发展战略，我们可以发现它们其实一直沿着人力资本投资的逻辑拾级而上，并不断壮大优先战略协同的力量，继而进一步提升人力资本的重要性和贡献度。如图 3-1 所示，向右上延伸扩大的粗线条代表着人力资本数量的增加和质量的提升，在不同的时间节点先后镶嵌其上的教育优先战略、人才优先战略、就业优先战略、健康优先战略，寓意一直围绕着人力资本主线而不断优化升级人力资本投资的渠道和层次。

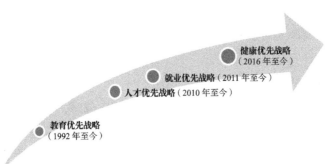

图 3-1　我国相关优先战略围绕着人力资本主线而优化升级

①　蔡昉，张车伟.劳动经济学 [M].北京：中国社会科学出版社，2015：127.

继 1992 年党的十四大第一次提出"必须把教育摆在优先发展的战略地位"后，2010 年全国人才工作会议初次提出"确立人才优先发展战略布局"，2011 年国家"十二五"规划则首次提出"实施就业优先战略"，到 2016 年全国卫生与健康大会又首次强调"要把人民健康放在优先发展的战略地位"，至此四大优先发展战略悉数成为我国的重要治理方略。从理论上究其本质，以上相关优先发展战略都围绕并着力于提升我国人力资本，所区别的只是在教育、培训、就业、营养、医疗等人力资本投资的渠道方面有不同侧重，但总体而言，其相继提出可以视为人力资本相关优先发展战略的优化升级，也体现了对人力资本投资内涵与时俱进的深化拓展。

以历史变迁和时代发展的眼光来看，教育优先战略、人才优先战略、就业优先战略、健康优先战略等人力资本相关优先战略的相继提出和协同实施，既体现了我国经济社会发展水平的提升，也反映了党和国家治国理政方略的深化。众所周知，改革开放初期，国民教育程度和文化素质水平成为影响生产力进步的主要短板，数量可观的劳动年龄人口并不能转化为可以胜任工作岗位的劳动力，并且青少年人口的未来岗位胜任力也面临挑战，所以"百年大计，教育为本"，20 世纪 90 年代初期实施教育优先战略实属势在必行。人力资本投资的主渠道在于教育，教育优先战略使得我国居民文化水平大大提升，人力资源质量得以大幅度提高，预计 2020 年我国劳动年龄人口平均受教育年限将如期提高到 10.8 年，新增劳动力平均受教育年限达到 13.8 年，相当于已进入到高等教育阶段 ① 。不过，随着经济社会持续发展尤其是农村剩余劳动力不断由无限供给向有限剩余过渡，高层次人才依然短缺，结构性失业和体面就业问题日益凸显，因此在"十一五"末期和"十二五"初期，人才优先战略和就业优先战略的相继实施可谓水到渠成。随着人力人才资源的健康问题愈发突出，经济的高质量发展显然离不开健康人力资本的支撑，全民健康覆盖和全生命周期健康维护开始成为全社会的重要关切，健康资本也成为新时期提升人力资本的重头戏，所以近年来健康优先战略的出台适逢其时。在开启社会主义现代化建设新征程中，人力资本相关优先发展战略占有更加重要的地位，而经由教育优先战略、人才优先战略、就业优先战略的实施铺垫和效果累积，健康优先战略无疑将成为人力资本优先发展战略"组合拳"中的后起之秀和重中之重，备受瞩目，不容忽视。

第二节　流程管理中的健康优先策：价值理性和工具理性

　　基于政策全生命周期管理的视角，从政策制定出台，到实施操作，再到评估改进等各环节、全流程，审视《"健康中国 2030"规划纲要》对健康优先的简要表述，可以发现，除了"优先满足健康目标导向"这一基本的价值判断和方向

---

① 我国劳动年龄人口平均受教育年限为 10.8 年 [EB/OL].（2021-04-01）[2021-09-21]. https://baijiahao.baidu.com/s?id=1695791471430015306&wfr=spider&for=pc.

引领外，健康优先其实还具备了明确的实践意涵和鲜明的工具属性。毋庸置疑，健康优先是名副其实的理性策略，闪烁着价值理性和工具理性的光辉。遵循社会科学中的马克斯·韦伯（Max Weber）的理性二分法①，结合中国实际国情，参照国外经验性规律，从管理策略上按照政策流程生发的先后顺序，如表 3-1 所示，可将健康优先总体上划分出三个阶段的具体治理策略：第一阶段主要面向方向引领层面，优先设置好健康的目标导向，即"把健康摆在优先发展的战略地位"，这在认识论方面凸显了健康优先的价值理性；第二阶段主要面向过程推进层面，实现"将健康融入所有政策"的中国化，即"立足国情，将促进健康的理念融入公共政策制定实施的全过程"，这在方法论层面凸显了健康优先的工具理性；第三阶段主要面向结果形成层面，通过有利于健康的绩效评价倒逼相关工作开展以推动人民健康福祉的增进和维护，即"加快形成有利于健康的生活方式、生态环境和经济社会发展模式，实现健康与经济社会良性协调发展"，最终实现健康优先的合规律性与合目的性的统一。

一、价值理性：健康目标导向的优先设置

所谓"价值理性"，主要指向于人类的某种价值理想、

---

① 合理性是政策实践的重要前提。马克思·韦伯将合理性划分为价值理性和工具理性，前者是从某些具有实质的、特定的价值理念的角度来看行为的合理性，后者是指通过精确计算功利的方法最有效达至目的的理性。参见：[德] 马克斯·韦伯. 经济与社会（上卷）[M]. 林荣远，译. 北京：商务印书馆，1998：57.

价值判断、价值追求，将目的设定和价值关怀置于问题的中心，审视的是特定目的是否符合终极价值，是否合乎人类自身需求，高居于形而上的"道"的应然层面①。在健康优先的全流程治理架构中，健康目标的优先设置是首位环节和"先手棋"，将对后续环节的落实情况发挥方向性的引领作用，换言之，能否设置好目标直接决定着健康优先的"全盘棋"的成败。这一阶段要求主要面向战略引领层面，设置制定好健康优先的目标导向，在顶层设计层面实现"把健康摆在优先发展的战略地位"。以价值理性审视之，健康优先实质上是将优先促进和维护人的健康的目标置于问题中心，彰显了健康福祉的理想与追求。鉴于我国纯粹的价值导向的树立须臾离不开党政领导制度建设的跟进支持，所以健康目标导向的优先设置首先体现为"把人民健康作为发展的优先目标"，在延伸层次上还附加地体现为组织领导体制机制层面健康优先的价值导向性。

（一）把人民健康作为发展的优先目标

既然健康优先成为国家战略，那么彰显人民健康至上这一价值理性的最佳方式，就应当首先体现在于党和国家整体发展目标和工作全局中体现出健康的优先地位，从而在宏观层面彰显健康优先的合目的性。尽管健康的中长期目标设置在业已出台实施的健康中国的规划纲要以及行动方案中

---

① 王彩云. 当代中国民主建设中的价值理性和工具理性 [J]. 内蒙古社会科学（汉文版），2011，32（4）：9-14.

已经有所体现[①]，但需要指出的是，健康优先的目标设置不能仅仅局限在卫生健康乃至狭隘的医疗领域，而应当置放在更加宽广的经济社会发展全局中予以考虑，尤其是要在主要宏观政策目标调控中予以体现。毋庸讳言，长期以来我国的发展目标设定一直有经济增长优先的传统，近年来虽然弱化了经济分量转而加大了社会民生领域的考量，但侧重追求经济增长的偏好仍有强大的历史惯性。追本溯源，问题症结还在于顶层设计中对健康的优先级尚没有赋予到位，在宏观经济调控中对深刻影响健康的社会因素的关注程度不够。此外，眼下对领导干部的教育与考核在一定程度上还没有超越经济政绩的局限，不少领导干部的政绩观依然停留在"重物轻人""重经济增长、轻社会发展""重民生面子工程、轻健康硬核工程"的认知层面和执行偏差，甚至将卫生健康视为消耗和包袱，乃至与经济建设割裂开来、对立起来[②]，当然对卫生健康的人力资本投资属性也认识不足。下一步要通过教育和绩效考核引导、倒逼领导干部树立健康优先的政绩观，把促进人的全面发展作为一切工作的出发点和落脚点，因地制宜、逐渐探索淡化甚至取消地方 GDP 考核指标，加大生态环保、社会公平、民生保障等促进健康的考核指标的权重。

---

① 《"健康中国 2030"规划纲要》围绕健康水平、健康生活、健康服务与保障、健康环境、健康产业等方面设置了 13 个主要量化指标。《健康中国行动（2019—2030 年）》围绕 15 个重大专项行动各设置了对应的结果性指标、个人和社会倡导性指标、政府工作指标，加之人均预期寿命和人均健康预期寿命 2 个衡量健康水平的指标，共计 124 个指标。

② 李玲，江宇 . 健康中国战略将开启新时代 [J]. 中国党政干部论坛，2016（9）：80-82.

（二）跟进架构合乎健康优先导向的组织领导体制

证明某一事物的合目的性，除了首先看它是否有明确合理的目标导向之外，又要看它是否有合理的计划去支撑这一目标的实现①。当把人民健康设定为发展的优先目标之后，下一步合理的计划安排主要体现为组织领导体制的架构与运行，毕竟在中国，"党政军民学，东西南北中，党是领导一切的"②"国家治理体系是在党领导下管理国家的制度体系，包括经济、政治、文化、社会、生态文明和党的建设等各领域体制机制、法律法规安排"③，相关目标偏好的如期实现离不开强有力的组织领导体制的架构和跟进。何况在"大卫生、大健康"理念下，健康中国战略的实施不是一系列健康领域规则的简单组合，而是由多样化组织与多种规则集合而成的有内在联系、有层次、有结构的治理体系④。加之影响健康因素的广泛性、跨部门合作的协同性，就要求我们把人民健康设定为发展的优先目标后，还要将健康优先纳入各级党政"一把手"工程，由党委和政府主要领导高度重视、亲自挂帅、担负总责予以推进。

---

① 衣永红，包晓峰."中国梦"内蕴的合规律性与合目的性 [J]. 四川理工学院学报（社会科学版），2014，29（2）：39-46.
② 习近平谈治国理政：第 3 卷 [M]. 北京：外文出版社，2020：16.
③ 习近平谈治国理政 [M]. 北京：外文出版社，2014：91.
④ 李玲，傅虹桥，胡钰曦. 从国家治理视角看实施健康中国战略 [J]. 中国卫生经济，2018，37（1）：5-8.

（三）探索成立有健康优先一票否决权的健康融入审查委员会

健康的各种影响要素众多，尤其是在现代社会中居民收入、社会地位、外在环境等社会因素越来越成为健康的决定性因素，健康的维护与促进可能会与其他领域的目标追求相冲突，受到多方面的掣肘，导致健康优先的价值理性可能出现偏差甚至造成非健康价值取向的结果。所以才需要把人民健康设为发展的优先目标，才需要建立、健全相应的"一把手"领导机制推进跨部门协作，其目的就在于确保能够调动一切有利于维护和促进健康的因素，当然这还要求有政府机构扮演好核查监管健康优先的实际实施情况的角色。鉴于价值理性乃"通过有意识地对一个特定的举止的——伦理的、美学的、宗教的或做任何其他阐释的——无条件的固有价值的纯粹信仰，不管是否取得成就"，那么基于生命第一、健康至上的价值理性的导引，只要认为"选定的行为具有绝对的价值和意义，为了实现这种价值，一般不考虑行为的手段和后果"①，这就完全可以允许把没有融入健康的政策或者妨害健康的政策，通过提前审查予以否决。现在距离国家层面《健康中国行动（2019—2030年）》的发布（2019年7月）也才两年左右的时间，各地具体方案的实施方才起步，但总体来看地方的健康融入核查工作并不理想。建议我国不妨借鉴世界卫生组织（WHO）下设"健康社会决定因素委员会"

① ［德］马克斯·韦伯．经济与社会（上卷）[M].林荣远，译.北京：商务印书馆，1998：57.

的做法，在各级"健康行动推进委员会"或者新设立的健康优先的领导组织中设立专门的"健康融入审查委员会"，负责监管相关政策和事项的健康融入情况，实行妨害健康的一票否决制，确保发展规划、公共政策、重大项目等优先保障人民健康福祉。

二、工具理性："将健康融入所有政策"的中国化

所谓"工具理性"，主要指向于人类的某种操作规程和实践能力，着重考虑为达到特定目的所采取手段的可能性和实效性，审视的是现存状态中工具的有效性，位于形而下的"术"的实然层面①。健康优先的目标设置后，如何对标对表实施就成为接下来治理关键之所在了，毕竟"一分部署，九分落实"。如果说目标设置阶段主要展现了价值理性的光辉，那么主要面向推进实施的这一阶段，则主要释放工具理性的功能。其实，关于实现健康优先的工具理性的途径，国际上已经形成了公认有效并广泛施行的理念和做法，即达成了具有普适性价值的工具理性——目前比较盛行的即为由2010年经WHO《阿德莱德声明》中所倡导的"将健康融入所有政策"（Health in All Policies，HiAP）。他山之石，可以攻玉。国际上通行的做法可资借鉴。但必须强调的是，"照抄照搬别国经验、别国模式，从来不能得到成功，这方面我们有过不少教训"②。所以，在推进我国健康优先战略时，

---

① 王彩云. 当代中国民主建设中的价值理性和工具理性 [J]. 内蒙古社会科学（汉文版），2011，32（4）：9-14.

② 邓小平文选：第3卷 [M]. 北京：人民出版社，1993：2-3.

万万不可照搬照抄 HiAP，还需要坚持结合实际、洋为中用的原则，推动实现"将健康融入所有政策"的中国化，即"立足国情，将促进健康的理念融入公共政策制定实施的全过程"，有效协同相关政策，充分释放集成效应。

（一）合力打造"健康融入所有政策"的专项品牌

在"大卫生、大健康"理念下，健康相关因素及其所涉部门本来就比较庞杂，加之我国目前不少部门间的职能存在交叉重叠或相近之处，可能造成某项事务的攸关健康的公共管理涉及不止一个政府部门，难免存在政出多门的现象，甚至不同部门的政策存在抵牾之处，令人无所适从，乃至劳民伤财、事倍功半。因此，在促进健康的某类相同或相近领域，很有必要梳理合并相关或类似政策文件，合力打造促进健康的领域内专项品牌。此外，减轻基层工作负担，避免出现雷同政策发自多个部门，以及规避治理政策碎片化起见，也应当从中央到地方积极整合相关部门所辖的品牌培育资源。例如，将健康城市健康村镇与卫生城市、文明城市、智慧城市、慢性病综合防控示范区、美丽乡村、厕所革命等品牌活动融合共建；爱国卫生系统推进的健康城市体系下的健康细胞工程建设，与健康教育系统多年来力推的健康促进场所建设比较相似，但评价指标体系又不完全相同，建议将两者合并起来，形成一套标准予以推进。

（二）创新部门乃至社会协同机制

将健康融入所有政策全过程，形成完善的政策支撑体系，合力打造健康促进的专项品牌，都必然离不开部门间的协同合作，以及社会力量的有效参与，从而最终形成全社会共建共享的良好状态。例如，当务之急之一就在于推进卫生健康专项规划与其他领域规划相衔接，并把健康融入"十四五"经济社会总体规划，这并非某部门一己之力可以胜任。在"大卫生、大健康"理念和健康影响因素广泛性的考量下，跨部门合作本来就涉及面广，加之目前我国机构间信息共享机制仍然没有建立，所以信息沟通面临一定挑战，部门利益协调也无法回避，更需要创新机制，探索加强纵向与横向间的协同治理。此外，将健康优先的理念融入公共政策制定和实施的全过程、各方面，就要求贯穿某项促进健康的公共政策的全生命周期，在调研、起草、征求意见、实施、评估、改进等各个环节都坚持科学、开放的原则。为保证科学、开放起见，应充分尊重并发挥专家咨询委员会的专业意见和社会监督力量，激励社会力量、普通民众积极参与政府健康促进政策的制定实施全过程。

三、合规律性与合目的性的统一：有利于健康的绩效评价

健康优先实质上涵盖了健康治理的全过程。而合规律性和合目的性则是健康治理活动的两个基本向度。把握合规律性是实现合目的性的基本通道和必要条件，而实现合目的性则是把握合规律性的出发点和落脚点。遵循全流程管理的普遍客观规律，在优先设置健康目标、实现将健康融入所有政策的中国化之后，健康优先的最终落脚点还在于实施效果的考量，即是否实现合目的性。如果没有得到高

效执行和切实落实，顶层设计即便再精致完美，也不会形成广泛的社会实效[①]。所以，最后很有必要配套跟进绩效考核评价，形成常态化的激励机制，促进人民健康的优先地位以及人民健康水平的提高。这一阶段主要面向结果形成层面，通过有利于健康的绩效评价，倒逼推动各部门努力实现人民群众健康福祉的增进和维护，从而形成健康与生活行为、生产方式、生态环境、政治建设、社会发展等其他领域和谐共生、良性互动的局面，即"加快形成有利于健康的生活方式、生态环境和经济社会发展模式，实现健康与经济社会良性协调发展"，最终实现健康优先的合规律性与合目的性的有机统一。

（一）强化健康优先的绩效考评工作

在我国当前的政策执行环境中，考核评价是推进工作开展的重要环节，通常一旦将某项工作开展情况与政府部门及领导干部的工作绩效直接挂钩，相关部门及领导才会产生足够的压力和动力，才会真正高度重视预期接受考核的工作任务。所以，致力于实现健康与经济社会良性协同发展的目标，必须抓好政府绩效考核这一有力工具，形成政策的闭环管理引导领导干部树立健康优先的价值观、政绩观，乃至倒逼健康优先相关工作落实的效率和效力。以贯彻落实建设健康中国战略、大力推进健康中国行动为契机，接下来可有机融合《中华人民共和国基本医疗卫生与健康促进法》《健康

---

① 徐晓冬.制度体系现代化：理论经纬和技术细节——宏观、中观和微观分层研究框架 [J]. 人民论坛，2013（34）：44-46.

中国行动组织实施和考核方案》等文件精神，组织、要求各地党政领导一把手亲自抓、带头做，将健康优先的主要指标纳入领导干部的绩效考核体系。特别是要合理使用"第三方评价"，考虑理论性与实践性的有机结合，将评价单位、被评价单位、第三方学者、群众代表均纳入评估过程①，从严施行考核机制和问责制度，狠抓推动落实。

（二）探索构建健康优先的日常监测预警机制

绩效考评工作通常安排在预期完成阶段性目标的时间节点进行，例如某项事务开展的期中或者期终，或者项目启动后每隔半年或一年时间，对一段时间以来相关任务业已完成的状态或效果进行评价。而这种已完成状态或效果的结果性呈现，通常可以通过量化的数据或定性的描述来表达，并且结果性的量化数据和质性描述又离不开对已发生过程的动态监测。所以，就需要日常监测体系的支撑。然而，现实情况是目前我国健康影响及健康治理的评估评价工作整体上尚处于起步阶段，无论是国家还是地方层面都还没有建立完善的健康评估制度和统一的数据信息支撑平台，绝大多数地方并未实现日常的动态监测，因此探索建立健康优先的日常监测预警制度势在必行。鉴于健康的挑战因素如工业化、城镇化、生活方式转变等，与经济发展程度正相关，建议鼓励经济发达的试点城市，选取影响当地人口健康的主要敏感性指标，构建合理的监测模型，建立动态监测数据集，畅通数据

---

① 尚虎平. 激励与问责并重的政府考核之路——改革开放四十年来我国政府绩效评估的回顾与反思 [J]. 中国行政管理，2018（8）：85-92.

报送途径，对所辖地方以及各相关部门推动健康优先的工作状况做好监测，并根据评价的结果划分相应的类别和预警的等级，在相关监测结果达到一定风险程度时及时启动相应的预警级别，有效地进行预防、调节和控制。

（三）创新方式跟进常态化督查指导

在对健康优先相关部门和领导干部进行绩效考核的过程中，有可能会面临一系列的挑战，比如考核团队的专业性、考核结果公信力、考核工作的可持续推进等问题。何况，卫生健康本身就是具有一定专业性的领域，在健康融入的其他相关领域也存在一定的技术门槛，所以考核团队需要由相关不同专业背景的人士组成才能彰显其专业性和胜任力。此外，考虑到政府"放管服"改革的初衷以及行政工作人员侧重于日常行政管理服务并且编制人员数量相对短缺的现状，由政府部门或政府工作人员组建考核小组以开展常态化的督查的形式并不可持续，应当激励独立公正的第三方智库参与到常态化的绩效考核，如此也能保证考核结果的公信力。创新第三方督查服务形式可以以需求为突破点，不妨围绕健康优先领域具体工作中的重点、难点和热点，例如，相关政策健康融入情况、健康中国专项行动推进力度、健康细胞建设技术指导与监测评价等，鼓励政府购买第三方服务，运用智库专业技术力量，开展常态化、经常化的督查，及时发现问题，推促工作改进。

第三节 主体变换中的健康优先观：
宏观、中观与微观透视

基于空间维度综合运用宏观、中观、微观三个视野层级，是全视角分析经济社会治理的常用框架，而多主体、多中心的协同治理模式也成为当今世界治理的潮流。如图 3-2 所示，面向全流程管理而言，健康优先的治理同样涉及宏观、中观、微观各个层面的相关主体。

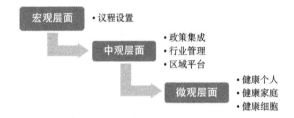

图 3-2 健康优先在不同层面的主体透视

健康优先的关涉主体不局限于各级政府，鉴于此，如果仅局限于政府主体而将健康优先定义为"政府将健康作为国家或区域整体发展进程中的优先事项加以安排的一系列理念、制度、发展模式的集合"①，显然失之偏颇，毕竟生命个体的健康追求才是政府健康优先的逻辑起点，个人、家庭、行业等非政府主体亦涉及健康优先的命题。对于不同层级不

---

① 王昊，苏剑楠，王秀峰.健康优先的基本内涵与实践经验 [J].卫生经济研究，2020，37（2）：3-6.

同主体而言，矛盾的普遍性与特殊性对立统一的规律也适用于此，各主体的健康优先的具体内涵既有相同、相通之处，又同中有异、各有特点，在健康目标的追求中呈现出与自身特征相契合的治理意蕴。

一、健康优先的宏观议程

作为国家战略，健康优先的价值理性自然首先体现在"把健康摆在优先发展的战略地位"，当然这也主要指向宏观层面。所谓"宏观"，通常而言是针对空间范围意义上的某个具体国度整体，从中央或国家层面而谋划事宜，在政策话语和生活用语中经常使用"国计民生""治国理政"等词汇。在此，健康优先的宏观议程指向于党和国家把卫生健康置于经济社会发展全局中优先发展的战略地位，而进行的有关顶层设计的议程设置。

经济社会发展全局在中国特色社会主义新时代又有特有的指向，可等同于经济建设、政治建设、社会建设、文化建设、生态文明建设——中国特色社会主义事业"五位一体"总体布局。从本质上讲，健康优先的宏观议程是种全面、协调、可持续的发展议程。坚持健康优先的议程设置导向，实际上要求将卫生健康与"五位一体"总体布局全面衔接、深度融合，并推进卫生健康与经济建设、政治建设、社会建设、文化建设、生态文明建设"五位"当中的"每一位"领域协同发展、相互促进，进而实现人自身的健康以及经济社会的可持续发展，这也是我国履行联合国可持续发展议程庄严承诺的体现。此外，从外延上看，宏观议程的典型表现囊括了中央层面施行的战略方针、法律法规、规划纲要、行动方案、组织架构等，所以《中华人民共和国基本医疗卫生与健康促进法》《"健康中国 2030"规划纲要》和《健康中国行动（2019—2030 年）》等有关健康中国的中央文件，以及诸如健康中国行动推进委员会、爱国卫生运动委员会等卫生健康的顶层设计层面的协调组织，都可视为健康优先宏观议程的重要组成部分。

二、健康优先的中观集成

相对于作为顶层设计的宏观议程，中观层面可包括各个领域的具体政策集成、各个行业的自我管理和健康发展，从空间上还包括不同省份、不同城市这样的区域支撑平台，如图 3-2 所示，这些不同的领域、行业、省份、城市成为健康优先的重要载体，所以健康优先的中观层面意涵主要是承担好联通上下的重要功能，其科学内涵主要体现在统筹把握工作载体、用好主要治理抓手。

（一）协同好健康优先的政策集成

随着经济社会发展和认识深化，健康优先的政策指向不断拓展，不仅仅局限在公共投资领域，而要把健康优先体现在社会生活全过程。关于健康优先的政策集成，李克强总理（2016）在第九届全球健康促进大会上提出"要坚持在发展理念中充分体现健康优先，在经济社会发展规划中突出健康目标，在公共政策制定实施中向健康倾斜，在财政投入上着力保障健康需求"①。可见，健康优先的政策集成涵盖了发展理念优先、发展规划优先、公共政策优先、财政投入优先等四个方面，此外，王昊等（2020）提出健康优先通常还表现为考核问责优先等方面②。

为凸显健康优先，应重点从疾病的预防性政策和健康的支持性政策着手。一方面，要重点强化预防疾病的支持政策。另一方面，要大力加强健康投资的支持政策。

（二）促进好健康优先的行业发展

三次产业是健康优先的基本支撑和重要引领，秉持"有利于健康、促进健康"的原则加强各个行业内的管理，无疑是健康优先中观层面的重要内容。促进健康优先的行业着力点主要分为三个方面：一是强化农业源头保障，二是加大工业助力健康力度，三是激励健康服务业发展。

（三）发挥好健康优先的区域平台

近年来在健康中国建设进程中，各省（自治区、直辖市、特别行政区）也纷纷提出了省域的健康建设规划或行动，各座城市也竞相打出健康城市的建设愿景和施政纲领。鉴于各座城市承担着经济社会发展的直接综合体的角色，因此完全可以以城市作为次区域平台，开展健康优先的部署、

---

① 李克强在第九届全球健康促进大会开幕式上的致辞 [EB/OL].（2016-11-23）[2021-01-12]. http：//www.gov.cn/guowuyuan/2016-11/23/content_5136625.htm.

② 王昊，苏剑楠，王秀峰. 健康优先的基本内涵与实践经验 [J]. 卫生经济研究，2020，37（2）：3-6.

创新、督促和竞比。

三、健康优先的微观意蕴

"九层之台，起于累土"。在健康中国建设的宏大图景中，各省市、各行业成为重要的模块支撑，而形形色色的个人、家庭、单位等微观主体则是最基本的细胞单元。健康优先的宏观议程的落实，需要共建共治共享，离不开中观集成的支撑，更饱含着丰富的微观意蕴。如图 3-2 所示，在健康优先的价值理性指引下，个人、家庭以及社区、村庄、学校、单位等各类健康细胞都有着其工具理性的具体遵循和建设内涵。

（一）健康优先首先要从健康个人做起

全人群乃是由无数个个人组成的，所以全人群健康的实现离不开每个人的生命个体健康。每个人都是自身健康的第一责任人 [1]，也是实现健康优先的个体层面的基础依托。个体理应牢固树立健康优先"健康第一"的理念，然而由于人性之惰以及各种现实因素掣肘，人类个体对自身健康的重视程度呈现出"有限理性"甚至"非理性"状态，往往"今日拿命换钱，明日拿钱换命"，甚至沉醉于损害健康的成瘾行为不能自拔，直至失去健康之时方才感悟到健康珍贵。健康优先的个体意蕴即在于加强对生命个体的健康教育，引导个

---

[1] 国家卫健委规划发展与信息化司.关于健康中国行动有关文件的政策 解 读 [EB/OL].（2019-07-12）[2021-01-12].http：//www.nhc.gov.cn/guihuaxxs/s3586s/201907/43580c960ae941cbb544aa8864c7aad6.shtml.

人提升健康意识，牢固树立"每个人都是自己健康的第一责任人"的理念，由被动的"要我健康"转变为主动的"我要健康"，提升居民健康素养水平，加强健康行为的指导和干预，激励个人形成积极主动健康的生活行为方式。

（二）以健康家庭促进全生命周期健康

从全生命周期视角看，大多数人从出生、婴幼儿、青少年再到中年、老年等生命历程都是在家庭中度过的，并且在生命不同阶段又与其他家庭成员相互影响，家庭整体情感氛围以及家庭成员健康与否直接关系到大多数生命个体的健康水平。特别是对于婴幼儿而言，照护者尤其是母亲不仅会影响到婴幼儿当期的发育状况，而且会进而间接波及婴幼儿未来生命历程中的健康状况。同样，家庭成员中的老年人与中年人——不同年代人之间，以及同年代人之间比如年龄相仿的夫妻、姊妹，也会对彼此健康产生正面或者负面的影响。所以，加强健康家庭建设非常重要。健康家庭建设既包含基础环境卫生，也包含家庭文化、家风、教育等方面的内容，各级妇联和家庭所在社区可以开展健康家庭的评比，以评促建，形成良好氛围。

（三）积极建设其他各类健康细胞

当生命个体离开家庭后，一般就会经历社区、学校、单位、医院等各类生活或生产场所，因此依托公共场所建设健康社区、健康学校、健康单位、健康医院等各类健康细胞是健康中国建设的题中应有之义，也自然是健康优先的重要微观意蕴所在。各类健康细胞建设有其基本遵循，比方说都要在组织领导、健康环境、健康文化、健康人群、健康服务等方面下功夫，形成全方位维护和促进健康的合力。同时，不同类型的场所的空间结构以及主要活动人群构成又存在差异性，这就要求各类健康细胞建设的标准和重点要体现出较强的针对性和匹配性。

第四章

健康优先的生成逻辑

总体来看，我国当前提出和施行健康优先不但内生于理论逻辑，根植于社会现实，亦属于历史发展的必然。故而，健康优先的生成逻辑可从理论逻辑、现实逻辑、历史逻辑三大方面依次展开。

第一节　健康优先的理论逻辑

一般地说，理论逻辑所反映的是事物内在联系的本质，不仅展现出相关事物之间的逻辑继承、逻辑脉络和逻辑发展，还刻画出相关事物之间复杂而深刻的逻辑关系[①]。健康乃天赋人权，健康优先本身就是一种价值取向，而这一价值的实现过程则意味着健康人力资本的生产过程同步进行，所以健康优先在理论上合乎天然的逻辑。如图 4-1 所示，基于法理逻辑、价值逻辑和生产逻辑的三重维度构建一个分析框架，进而可以演绎健康优先的基本理论逻辑。公民的生命权、健康权和发展权的保障和维护，是从微观个体层面催生健康优先的法理逻辑。继而由无数公民个体汇聚到人民群众层面，健康优先与"以人民为中心"的发展思想共轭产生

---

① 张雷声.论中国特色社会主义的理论逻辑和历史逻辑 [J].马克思主义研究，2014（2）：42-49.

"以人民健康为中心"的理念，健康优先的价值逻辑不言自明。健康优先本质上着眼于"现实的人"这一具有能动性的生产要素，所以无论是对公民个体还是人民群众整体而言，健康优先的生产逻辑便在生产力与生产关系相互协同中得以演绎和实现，这既有利于人力资本的"再生产"，也有利于改善和提升健康人力资本。

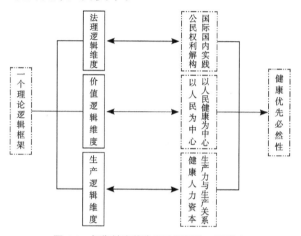

图 4-1 权衡健康优先理论逻辑的三重维度

一、公民权利的生发：健康优先的法理逻辑

健康优先事关个体及集体对健康的偏好抉择，指向于在各种要素资源配置中由卫生健康占先，其背后实质上涉及伦理道德、公序良俗，与法律意义上的公民权利息息相关。在人权成为人类普世价值的今天[①]，公民权利由西方发达国家

————————

① 人权对人类的正面意义毋庸置疑。在此有必要指出的是，西方发达国家经常有以"人权"作为幌子，行干预他国内政尤其是欠发达国家内政之实。关于公民权利与人权的辨析，后文还有详述。

兴起，并引进、推广到中国，结合本土情况、呈现中国特色，在新时期愈发产生其在社会治理中的法律效力。健康权在公民权利中占有基础性和联合性的地位，国际上普遍把公民健康权作为基本人权，我国也不断加强对公民健康权的法律保障，这于公民个人这一微观层面上为健康优先提供了法理逻辑。

（一）公民权利的解构：生命、健康和发展的权利透视

"主权在民"的政治实践规定了每一个普通人在国家中的政治身份和成员资格，自由平等的公民是国家政治结构的基础性要素①。现代社会中，公民权利受到极高推崇，成为维护公民自身尊严和利益的法律保障。根据《现代汉语大词典》的释义，公民权利为"公民依法享有的人身、政治、经济、法律、文化等权利"②。可见，所谓的公民权利，顾名思义即某国公民受其所在国法律赋予的保障和维护自身追求各方面正当利益的自由和权利。在此需要说明的是，严格意义上讲，"公民权利"与"人权"是两个不同的概念，但截至目前学术上对两者各自的内涵并没有形成统一共识，甚至于在很大程度上将两者等同待之、混为一谈。通常而言，"公民权利"局限于国家层面对所辖居民享有权利的界定，而"人权"指向于"人，因其为人而应享有的权利"，后者在国际语境中因其普适性和道义性而似乎成为超越国界和民族的重要话语权工具。在此，作者意图通过一国国内公民所享有

---

① 支继超.健康政治：现代国家建构中的疾病治理——理解现代国家建构的新维度[J].学术交流，2020（7）：54-62.

② 现代汉语大词典[M].上海：汉语大词典出版社，2000：403.

的法律权利来演绎该国健康优先的生成逻辑，不涉及从人权角度对不同国别的公民权利进行比较、评判，所以对"公民权利"与"人权"两词姑且等同待之，不做区别。综观国内外，我们不难发现公民权利并非一个空洞的概念，它其实由一系列具体的权利构成，重点如生命权、健康权、发展权等，而这些权利的归宿实际上则共同指向了健康优先。

一个毋庸置疑的事实在于，生命是公民享有所有权利和发生所有行为的基本依托。作为人与生俱来的先验性权利[①]，健康是公民生命正常维系的基本保障，一旦公民的健康受损那么他/她的生命质量就会大打折扣，当公民的健康完全丧失之时也就意味着其生命的终结，"人将不再为人"。

可见，公民的生命与其本人的健康荣损与共，正由于此，生命权与健康权通常被合称为生命健康权。生命健康的消逝便宣告了该公民的享有其他方面权利的意义不再，所以健康优先岂不是天经地义？！在著名经济学家阿马蒂亚·森（Amartya Sen）的"可行能力"和"以自由看待发展"的框架中，发展实质上就是扩展人享有的实质自由的过程，必须重点关注改善人类所过的生活及所享有的自由，免于可避免的饥饿、营养不良、疾病和过早死亡，所以增进人的健康被普遍接受为发展过程的一项主要目标，这可从根本上促进人的可行能力，从而使人能够选择其认为有价值的生活[②]。可见，健康是实现人的全面发展的基础条件，这一点具有重要性和

①　[澳]罗斯·霍恩.现代医学批判——21世纪的健康与生存[M].姜学清，译.上海：上海三联书店，2005：1.

②　[印]阿马蒂亚·森.以自由看待发展[M].任赜，于真，译.北京：中国人民大学出版社，2002：3-5.

不可抗拒的客观性，同时人的健康还具有促进人的自身发展的能动性，由此可见，生命健康权成为重要的公民权利乃天经地义之事。

这在法理上也可以找到依据。"人身的固有尊严"是健康权的正当性基础所在，也决定着健康权的基本内涵[①]。按照公民权理论奠基人、英国社会学家 T. H. 马歇尔（Thomas Humphrey Marshall）的经典论述，公民权利的构成要素可由公民自身层面、政治层面和社会层面审视，分别对应公民人身权利、政治权利、社会权利。公民人身权利（Civil Rights）由包括人身自由、言论、思想和信仰自由，拥有财产和订立有效契约的权利以及司法权利等实现个人自由所必需的权利组成；政治权利（Political Rights）指公民作为政治权力实体的成员或这个实体的选举者参与行使政治权力的权利；社会权利（Social Rights）指从某种程度的经济福利与安全，到充分享有社会遗产并依据社会标准享受文明生活的权利等一系列权利[②]。而作为天赋人权或者说最基本、最重要的公民权利，健康权是一项概括性的母权利，与公民人身权利、政治权利、社会权利密不可分，既包括主动获得卫生保健的直接人身权利，也包括获得构成健康基础条件的延伸权利，这些延伸权利涵盖了通过行使政治权力而享受应有的公共卫生权、卫生保健权、医药治疗权、获得安全饮水和设施权、适当生活标准权、安全居住和工作场所权、受教育以

---

① 王晨光，饶浩．国际法中健康权的产生、内涵及实施机制 [J]．比较法研究，2019（3）：21-36.

② [英] T. H. 马歇尔，安东尼·吉登斯，等．公民身份与社会阶级 [M]．南京：江苏人民出版社，2008：11.

及获得相关健康咨询等社会权利。可见，健康权这项基本人权包容广泛，人人有权享有公平可及的最高健康标准，是人类有尊严地生活的基本保证[1]。健康权具有绝对不受侵犯的特性，集中表现在健康权要优先于公民的其他权利，例如财产权——在非常情况下国家可以征用和征收个人财产[2]，但是健康权则不容侵犯。通过公民权利的解构和透视，可以发现健康优先有着天然的应然逻辑。

（二）国际上普遍将公民健康权作为基本人权

从公民权利的法理视角，保障人的健康是维护人自身尊严、实现人的全面发展的必然要求，推行健康优先乃天经地义的人权。正因为此，《世界卫生组织组织法》在制定之初便于其遵循原则中开宗明义地提出"享受最高而能获致之健康标准，为人人基本权利之一。不因种族，宗教，政治信仰，经济或社会情境各异，而分轩轾"[3]，只要具备可行性、能够获得，个人所应享受的健康标准即使设定得再高都不为过，并且不能因为个体的生物或社会特征的差异而被区别对待。

把公民健康权作为人权的重要组成部分，这也在很多其他国际公约、区域公约和一些国家的宪法中有着直接的反映。重要的国际公约，如 1948 年《世界人权宣言》首次正

---

① 中华人民共和国国务院新闻办公室.中国健康事业的发展与人权进步 [N].人民日报，2017-09-30（9）.

② 陈云良.基本医疗卫生立法基本问题研究——兼评我国《基本医疗卫生与健康促进法（草案）》[J].政治与法律，2018（5）：100-110.

③ 世界卫生组织组织法 [EB/OL].http://apps.who.int/gb/bd/PDF/bd47/CII/constitution-ch.pdf？ua=1，2020-01-21.

式确定了健康权作为个人基本权利的地位。健康权作为一项基本人权在 1978 年国际初级卫生保健会议通过的《阿拉木图宣言》再次予以明确。1966 年《经济、社会和文化权利国际公约》第 12 条被视为健康权的核心条款，规定"人人享有能达到的最高体质和心理健康的标准"，并列举了若干缔约国为实现健康权应采取的目标和步骤。其他相关国际性公约也做出了类似表述。

具体到不同国别，公民健康权作为人权的法律规定直接体现在本国宪法当中。按照人权通常分为公民权利、政治权利，以及经济、社会和文化权利的两分法，健康权既是消极的自由权，也是积极的社会权。所以，这就要求国家在立法、行政、司法等方面都要保障和实现公民的健康权，在不得干涉和限制公民的健康权的同时，也要履行主动提供必要的医疗保障、公共卫生服务等一系列积极义务。据不完全统计，全球至少有 115 个国家在宪法中规定了健康权，并且至少有 6 部宪法规定了国家发展健康服务或者划拨特定财政预算等与健康有关的责任 ①。

（三）我国全面加强对公民健康权的法律保障

尽管公民权利源于西方，并且在我国当代语境下对其概念内涵还存在一定的争议性，公民权利还是形成了具有中国化色彩的广泛共识，尤其是生命健康权的优先保障更引起社会的高度认同。从基本权利的内容来看，我国公民的基本权

---

① 联合国人权事务高级专员办事处，世界卫生组织.健康权（概况介绍第 31 号）[M].联合国，2008：11.

利类型包括：平等权、政治权利与自由、人身自由、宗教信仰自由、文化教育权利、社会经济权利、监督权与请求权、特定主体权利 [①]，这些基本权利内容本身就存在交叉重叠，而健康权则发展成为其他权利的基础。从法理实践来看，改革开放以来，中国经济改革催生的市场化运动推进了公民的人身自由权、居住自由权、择业自由权及财产权等民事权利的快速发展，继而加快了基本经济自由的实现。与此同时，义务教育、公共卫生和基本医疗服务、基本社会保障、公共就业服务等领域的投入则不断加大和发展，从而为生命健康等社会权利保障提供了基本条件 [②]。总体来看，在我国现代公民社会建设中，健康权是人享有一切权利、尊严与幸福的基础，也是享有更高的发展权、促进人的全面发展的保障，不管是基本的健康权还是进阶的发展权的维护都要求遵循健康优先的规律。

　　公民健康权的概念虽然没有在我国宪法中被直接提出，但其实已为我国政府和社会普遍承认、接受和尊重。这突出表现在我国不但加入了保障公民健康权的相关国际公约，而且在国家治理和人权建设的实践中也将公民健康提到越来越重要的法治议程。从国内法看，我国一直在积极促进公民生命健康的相关法律保障工作。较新的也是颇具说服力的一个事实，就是于 2020 年 6 月 1 日起生效施行的《中华人民共和国基本医疗卫生与健康促进法》，首次在法律条文中明确

[①]　林来梵.从宪法规范到规范宪法——规范宪法学的一种前言 [M].北京：法律出版社，2001：184.

[②]　肖滨.改革开放以来中国公民权利成长的历史轨迹与结构形态 [J].广东社会科学，2014（1）：70-78.

提出"国家和社会尊重、保护公民的健康权",并强调"国家建立健康教育制度,保障公民获得健康教育的权利""公民依法享有从国家和社会获得基本医疗卫生服务的权利"[①]。

而作为具有最高法律效力的国家根本法,《中华人民共和国宪法》第 33 条、第 21 条、第 45 条则对公民的健康权分别做出直接而明确的规定:"国家尊重和保障人权""国家发展医疗卫生事业,发展现代医药和我国传统医药,鼓励和支持农村集体经济组织、国家企业事业组织和街道组织举办各种医疗卫生设施,开展群众性的卫生活动,保护人民健康""公民在年老、疾病或者丧失劳动能力的情况下,有从国家和社会获得物质帮助的权利。国家发展为公民享受这些权利所需要的社会保险、社会救济和医疗卫生事业"。从健康间接相关的权利来看,我国宪法第二章还规定"中华人民共和国公民有言论、出版、集会、结社、游行、示威、宗教信仰以及进行科学研究、文学艺术创作和其他文化活动等自由并且人格尊严、人身自由、住宅等不受侵犯"[②]。秉持"大卫生、大健康"理念,鉴于健康的实现需要各种因素保障,以上这些自由、权利和不受侵犯的内容,虽然没有直接点明与公民健康权挂钩,但可视为以生命健康权为起点的延伸权利诉求。这些自由和权利都最终指向公民更高层次的权利即发展权,而享有发展权则需要以保障健康权为前提,更要求

---

① 中华人民共和国基本医疗卫生与健康促进法 [EB/OL].（2019-12-29）[2020-01-12].http：//legal.people.com.cn/n1/2019/1229/c42510-31527228.html.

② 中华人民共和国宪法 [EB/OL].（2018-03-22）[2020-01-12].http：//www.gov.cn/xinwen/2018-03/22/content_5276319.htm.

坚持健康优先的价值取向。

在宪法之下，我国还出台了一系列保障健康权的部门法，例如早在 1987 年施行的《中华人民共和国民法通则》第 98 条就规定"公民享有生命健康权"，后来的《生物安全法》《消费者权益保护法》《职业病防治法》《传染病防治法》《食品卫生法》《药品管理法》《产品质量法》以及《残疾人保障法》《老年人权益保障法》《妇女权益保障法》《母婴保健法》《未成年人保护法》等法律对重点领域和重点人群的健康权也做了规定。截至目前，中国总体上已经形成了以宪法为统领，以《基本医疗卫生与健康促进法》为基础性、综合性法律遵循，以民事法律法规、卫生行政法律法规、地方性法规等为实施基础，以卫生健康领域各种纲要、纲领、计划为行动指南的卫生健康制度体系，为保障公民健康权的顺利实现提供了全面的法律支撑体系 ①。

二、转向"以人民健康为中心"：健康优先的价值逻辑

价值是人类社会活动的目的。"人是一切价值的主体，是一切价值产生的根据、标准和归宿，是价值的创造者、实现者和享有者，总之一句话：任何事物的任何价值归根到底都是对于人的价值" ②。公民权利本位正是"以人民为中心"发展思想的价值立场在微观层面的具体法理体现，毕竟在

---

① 中华人民共和国国务院新闻办公室.中国健康事业的发展与人权进步 [N].人民日报，2017-09-30（9）.

② 李顺德.价值论 [M].北京：中国人民大学出版社，2007：26-27.

当代中国，维护公民权利是立党为公、执政为民的逻辑起点，唯有尊重和保障每位公民的健康权利才能增进人的健康福祉、促进人的全面发展。而现代社会中，人民群众又由无数个公民汇聚而成，所以宏观意义上的健康优先具有合成逻辑，健康优先的价值逻辑与其法理逻辑一脉相承。"人民健康优先"彰显了卫生健康事业的核心价值，是党的根本宗旨和执政理念在卫生健康领域的集中体现①。当前我国从健康影响因素的广泛性、社会性、整体性出发②，所倡导的"大卫生、大健康"理念，所要求的把"以治病为中心"转变为"以人民健康为中心"的部署③，所致力于的"全方位、全生命周期保障人民健康"的目标，正是"以人民为中心"发展思想与健康优先战略相互促进的共轭结果，这也是健康优先的价值逻辑之所在。

（一）"以人民为中心"的发展思想要求树立健康优先的战略地位

作为中国共产党自成立之初秉持至今的根本政治立场，人民立场是马克思主义政党区别于其他政党的显著标志④。尤其是党的十八大以来，以习近平同志为核心的党中央提出了"以人民为中心"的发展思想，彰显了中国共产党作为马

① 马晓伟.以人民健康为中心实施健康中国战略 [J].求是，2018（20）：28-30.

② 李玲.全民健康保障研究 [J].社会保障评论，2017，1（1）：53-61.

③ 习近平.把人民健康放在优先发展战略地位努力全方位全周期保障人民健康 [N].人民日报，2016-08-21（1）.

④ 习近平.在庆祝中国共产党成立95周年大会上的讲话 [N].人民日报，2016-07-02（2）.

克思主义执政党的基本价值立场，进一步强化了新时代执政为民的理论深度和治国理政的方向指引。党的十九大报告对"以人民为中心"做出了精辟的论述："人民是历史的创造者，是决定党和国家前途命运的根本力量。必须坚持人民主体地位，坚持立党为公、执政为民，践行全心全意为人民服务的根本宗旨，把党的群众路线贯彻到治国理政全部活动之中，把人民对美好生活的向往作为奋斗目标，依靠人民创造历史伟业"①。树立健康优先的战略地位，正是"以人民为中心"发展思想的题中应有之义。

"以人民为中心"的发展思想要求以人民健康福祉来保障和夯实人民主体地位。在马克思历史唯物主义看来，人民群众是创造历史的主体，是决定着国家和民族命运变迁、推动着经济社会变革的主要力量。"以人民为中心"的发展思想进一步丰富了马克思主义中国化的境界和水平，绝对承认和尊重人民在中国特色社会主义新时代征程中的主体地位。人民主体地位的确立和巩固过程，究其实质乃是无数个人的能动性不断发挥的过程，而人的能动性的发挥需要智力、体力、意志等多种条件的支撑，这些支撑条件尤其离不开健康的体魄。所以，保障人的身心健康是激发个体释放积极性、主动性和创造性的必要条件和首要条件。例如，必要的休息有助于高效率工作，诚如习近平总书记所言，"我们每个人都需要在工作和休息之间寻求平衡。这可以令我们精力充

---

① 习近平.决胜全面建成小康社会，夺取新时代中国特色社会主义伟大胜利——在中国共产党第十九次全国代表大会上的报告[N].人民日报，2017-10-28(1).

沛，并帮助我们更好地工作"①。可见，唯有坚持把人民的健康放在优先发展的战略地位，才能保障人的健康体魄，进而激发人的能动性和创造性，才能有利于真正做到立党为公、执政为民，才能真正做到承认、尊重、维护人民的主体地位，才能依靠人民创造历史伟业。

（二）健康优先战略进一步贯彻和丰富了"以人民为中心"的发展思想

"以人民为中心的发展思想，不是一个抽象的、玄奥的概念，不能只停留在口头上、止步于思想环节，而要体现在经济社会发展各个环节"②。"以人民为中心"的发展思想具有较强的实践品格和方法论启示。新时代我国把人民的健康放在优先发展的战略地位，积极谋划并大力推进优先满足人民美好生活中的日益增长的健康需要，实际上正是在卫生健康领域遵循了"以人民为中心"的发展思想，并在具体探索方面进一步丰富了"以人民为中心"发展思想的实践内容，客观上有利于提升其对经济社会发展全局的指引效能。

健康优先的战略部署遵循了"以人民为中心"的发展思想，并进一步彰显了其实践品格、丰富了其实践内容。当今社会，健康已成为人民群众最关心、最直接、最现实的利

---

① 柯岩 ."中国最喜爱运动的国家领导人之一"——外国政要和媒体眼中的习近平之十三 [EB/OL].（2016-01-04）[2020-01-12]. https : //www. ccps.gov.cn/zt/wgzyyzdxjp/201812/t20181211_118023.shtml.

② 习近平谈治国理政：第 2 卷 [M].北京：外文出版社，2017：213-214.

益，人民的获得感、幸福感、安全感都离不开健康[①]。近年来正是在"以人民为中心"的发展思想的正确指引下，我国积极面向卫生健康领域的主要社会矛盾，及时把健康摆在了优先发展的战略地位，在党的十九大正式提出建设健康中国，把人民健康提高到"民族昌盛和国家富强的重要标志"的地位[②]，并先后发布实施了一系列健康中国建设的相关顶层设计文件，要求全方位全生命周期地维护和增进全人群的健康。特别是《中华人民共和国国民经济和社会发展第十四个五年规划和 2035 年远景目标纲要》提出，要把保障人民健康放在优先发展的战略位置，全面推进健康中国建设，到二〇三五年建成健康中国[③]。健康优先的战略部署恰恰迎合了普通老百姓日益增长的健康需要，也回应了当下我国"看病难、看病贵"、疾病负担高企等卫生健康领域的难点和痛点，以及健康与经济社会尚未实现良性协调发展的症状，并提供了相关矛盾的解决之道："把健康摆在优先发展的战略地位"确立了健康优先的战略定位和价值方向，"立足国情，将促进健康的理念融入公共政策制定实施的全过程"明确了健康优先的实施方式和工作方法，"加快形成有利于健康的生活方式、生态环境和经济社会发展模式，实现健康与经济社会良性协调发展"则明晰了健康优先的结果导向和评价标

---

① 马晓伟 . 以人民健康为中心实施健康中国战略 [J]. 求是，2018（20）：28-30.

② 习近平 . 决胜全面建成小康社会，夺取新时代中国特色社会主义伟大胜利——在中国共产党第十九次全国代表大会上的报告 [N]. 人民日报，2017-10-28（1）.

③ 中华人民共和国国民经济和社会发展第十四个五年规划和 2035 年远景目标纲要 [N]. 人民日报，2021-03-13（1）.

准①。健康优先的战略部署在实践中恰恰致力于维护和保障公民的生命健康权，而生命健康权正是公民权利的重要构成，也是生存权和发展权的基础支撑。所以，健康优先的战略部署有利于发展和维护好我国公民的基本权利，有利于增强人民的获得感、幸福感、安全感，有利于提升公民的生命质量和生活品质，也有利于提升整体国民的健康资本存量以及劳动人口的生产效率。

健康优先的战略实施势必大大提升"以人民为中心"发展思想的指引效能。健康优先的战略乃是从经济社会发展全局统筹谋划健康中国建设，这不但生动体现了"以人民为中心"发展思想，亦将通过将健康融入所有政策有效牵引经济社会发展全局。鉴于当今社会影响健康的因素非常广泛，健康优先的实现需要遵循"大卫生、大健康"理念，将健康融入所有政策，并推进跨部门合作，实现人民共建共享。这就要求从健康影响因素的广泛性、社会性、整体性出发，实现健康优先需更加强调政府统筹协调的责任，更加突出依靠群众，调动全社会参与的积极性、主动性、创造性，形成多方面的合力②。高度契合着以上要求，健康优先的战略部署实施实际上不仅仅停留在提升健康服务层面，也要求强化组织管理、优化健康环境、构建健康社会、打造健康人群、培育健康产业，所以超越了卫生健康领域，继而将健康融入经济建设、政治建设、文化建设、社会建设、生态文明建设"五位一体"总体布局当中的"每一位"建设中予以协同推进，

---

① 中共中央国务院印发《"健康中国 2030"规划纲要》[J]. 中华人民共和国国务院公报，2016（32）：5-20.

② 白剑峰. 健康路上，一个都不能少 [N]. 人民日报，2016-11-24（5）.

并致力于形成有利于健康的生活方式、生态环境和经济社会发展模式，从而最终实现健康与经济社会的良性协调发展。换言之，健康优先的战略部署不仅仅局限在卫生健康领域贯彻"以人民为中心"的发展思想，而是作为很好的抓手可以牵引带动"五位一体"总体布局的良性组合和持续优化，客观上必将产生明显的正向外溢效应，从而在新时代显著增强"以人民为中心"发展思想对经济社会发展全局的指引效能。

（三）"以人民健康为中心"体现了"以人民为中心"与健康优先共轭

在建设健康中国的中长期图景中，核心要求之一就是要坚决秉持"大卫生、大健康"理念，敢于直接面向卫生健康领域的突出问题和症结所在，努力实现把"以治病为中心"转变为"以人民健康为中心"，这正是"以人民为中心"发展思想与健康优先战略相互促进的共轭结果。

"以人民为中心"的发展思想要求面向实际，破解包括卫生健康在内的民生难题。人民群众的美好生活需要不是空中楼阁，而是非常实际的问题。正如习近平总书记所指出的那样，"我们的人民热爱生活，期盼有更好的教育、更稳定的工作、更满意的收入、更可靠的社会保障、更高水平的医疗卫生服务、更舒适的居住条件、更优美的环境，期盼孩子们能成长得更好、工作得更好、生活得更好"①，无论是对教育、工作、收入、环境的改善，还是社会保障、医疗卫生服

---

① 习近平在十八届中央政治局常委同中外记者见面时强调人民对美好生活的向往就是我们的奋斗目标 [N]. 人民日报，2012-11-16（1）.

务、居住条件的提高，都是非常具体而实在的需求，这些期盼也折射出了当前我国长期存在的民生难题：上学难、就业难、看病难、住房难、养老难等等。人民以上这些美好生活期盼和现实民生难题，都直接或间接地与全生命周期全方位的健康有关。可以说，人民的健康难题解决了，健康期盼实现了，才有竞争力去谋取更高薪酬的工作岗位，才有资本去解决其他民生难题。然而，长期以来，我国市场化改革致使卫生健康领域的治理存在"重医疗、轻预防"的短视倾向，仅局限在狭窄的传统生物医疗领域内企图解决宽广的大健康问题，陷入"看病难""看病贵"的怪圈难以突破，甚至导致"因病致贫""因病返贫"。所以，当务之急在于把"以治病为中心"转变为"以人民健康为中心"，加强卫生健康事业的公益性，坚持把治理疾患的端口前移，将工作重心放在疾病预防上，突出抓好健康促进与健康教育。因此，面向重大民生现实问题，"以人民为中心"的发展思想必然要求坚持和实施健康优先战略，把"以人民健康为中心"作为破题之策。

"以人民健康为中心"充分彰显了战略部署中健康的优先地位。无论是《"健康中国2030"规划纲要》还是《健康中国行动（2019—2030年）》等政策文件，都呈现出强调"以人民健康为中心"的共同点：健康优先的战略部署直面"看病难""看病贵"等卫生健康领域供给侧的现实问题，坚持预防为先、防治结合，引导和要求人们形成健康的行为习惯和生活方式，加强职业场所的劳动安全保护，强调生态环境的治理等等，这在实际上形成了从全方位维护和促进人的健康的政策支持体系。可以说，在正确方针指导下的卫生健康领域的丰富实践既凸显了健康的优先性地位，也为"以人民为中心"发展思想在其他领域的深入贯彻落实提供了借鉴。此外，结合人民主体的广泛性，"以人民健康为中心"的工作部署涵盖了婴幼儿、青少年、中年、老年等全生命周期各个阶段，以及妇女、残疾人、亚健康人群、疾患人群、健康人群等全人口不同群体，这从长度和广度上也充分体现了健康优先的纵深实践品格和鲜明目标特性。

三、改善和提升健康人力资本：健康优先的生产逻辑

健康优先的生产逻辑，本质上是遵循人力资本的价值理性和工具理性的统一律，在生产力与生产关系的相互作用的过程中进一步通过各种方式促进健康，可以借此加快形成有利于健康的生活方式、生态环境和经济社会发展模式，进而释放健康人力资本的生产效应，并最终实现健康与经济社会的良性协调发展。

（一）健康：生产视野下人力资本的重要投资渠道

健康是维系人的生命存续、促进生命生产的必要条件。"生命的生产"既包括"通过生育而生产他人的生命"，也包括"通过劳动而生产自己的生命"①。生命和健康对于生产力和生产关系而言又具有重要意义，对此人力资本理论有着非常强的解释力。自20世纪60年代舒尔茨（T. W. Shultz）提出人力资本的概念后，经过长期的发展，人力资本理论目前

---

① 马克思恩格斯文集：第9卷 [M]. 北京：人民出版社，2009：532.

已经比较成熟。学界达成广泛共识的是，人力资本（Human Capital）乃经由持续的教育、培训、医疗、锻炼、营养、迁移、经验等投入行为继而不断提升人的综合能力的结果。所以，按照经典的人力资本理论，教育、培训和就业固然是人力资本投资的主要渠道，但营养、医疗和健康也是人力资本投资的重要方式，并且总体而言人力资本存量大小与经济社会发展水平高低正相关[①]。随着格鲁斯曼（Grossman）将健康纳入人力资本分析框架后，人力资本当中的健康部分即成为健康人力资本[②]。健康人力资本是人力资本最基础、最核心的组成部分，毕竟其对生命存续来讲不可或缺。致力于维护和提升健康人力资本存量，本身就体现了人力资本的价值理性。而健康人力资本投资的渠道和方式的比较与抉择，则体现了人力资本的工具理性。

于生命个体而言，健康人力资本存量在生命周期的不同阶段会有所增减。一般而言，生命个体从出生到青壮年时期健康资本存量会不断增加，但中年以后健康资本存量开始随年龄的增长而减少。健康是典型的好东西，既可以被消费，也可以被投资。健康的投资意义在于通过食品营养、运动健身、医疗服务等途径以恢复和维持健康状态，并提高健康资本存量。当然，生产视野下的健康的意义不仅限于此，把握好健康这个人力资本的投资渠道，对推动社会生产力的进步和生产关系的发展也有着重要意义。

[①] 蔡昉，张车伟. 劳动经济学 [M]. 北京：中国社会科学出版社，2015：127.

[②] Grossman, M. On the concept of health capital and the demand for health[J]. *Journal of Political Economy*, 1972, 80（2）: 223-255.

鉴于劳动是重要的生产要素，而健康是成就劳动力的基础，是劳动力身心上的重要支撑，所以健康本身就是经济社会发展的重要资源，健康人力资本也像其他物质资本一样具有生产性的作用。微观层面来看，以个人、家户、厂商为分析对象，健康资本的改善既可以通过提高劳动力质量、增加劳动力数量，从而带来个人和家庭收入以及厂商经济产出的增加，也可以通过影响人口结构、教育以及其他生产要素的形成，从而间接影响经济增长；宏观层面而言，健康资本的改善在发展中国家对经济增长具有明显的正面效应，虽然在发达国家并不排除存在潜在负面效应的可能性[①]。但总体来看，较高的健康资本存量有益于减少疾病缠身、延长劳动时间、提高劳动效率，显然健康对生产力具有正向的促进作用，某个经济体的健康资本存量的提高有助于全社会劳动生产率和产出水平的提升以及社会关系的改善。所以，坚持健康优先、投资国民健康，实现人口红利向健康红利的转变，也应该是中国下一步实现高质量发展的优先选项。

（二）健康优先的人力资本价值理性有利于生产力的发展进步

从生产逻辑来看，人类社会是由人的劳动的创造性和建构性所推动而成的。"整个所谓世界历史不外是人通过人的劳动而诞生的过程，是自然界对人来说的生成过程"[②]。人的劳动与生产力的发展进步是贯穿人类社会的永恒主题和根本

[①] 吕娜.健康人力资本与经济增长研究文献综述[J].经济评论，2009（6）：143-152.

[②] 马克思恩格斯文集：第 1 卷 [M].北京：人民出版社，2009：196.

动力。秉持提升人力资本存量的价值理性，以人的健康需要为导向，坚持健康优先实际上有利于生产力的发展进步，因为在此过程中可以提升劳动力这种生产要素投入的质量，优化在劳动力能动性作用带动下要素投入的结构以及国民经济三次产业结构。

第一，健康优先蕴含了劳动要素投入质量的提升。在生产要素投入的过程中，健康优先显然直接作用于"现实的人"这一要素，要求实现人的全面发展，提升劳动者的生理、心理、社会交往各层面的健康水平，其本身就意味着劳动力要素的质量及其生产效率的提高。无论从劳动年龄人口，还是进入劳动力市场之前的青少年人口以及退出劳动力市场的老龄人口来看，健康优先的战略实施都将为劳动要素投入质量带来利好。

第二，健康优先暗含了要素投入结构的优化。生产力包含劳动者、劳动资料和劳动对象，其中劳动者是最根本性的要素。生产力的发展进步，关键在于联结生产要素的劳动者。考虑到作用载体的差异性，可以将生产要素归为两类：与"物"有关的资本、土地、信息等要素，以及与"人"有关的劳动、经营管理、技术等要素，并且两者分别在生产服务过程中起到物质基础作用和主观能动作用，尤其是劳动者在多种要素的联动中发挥主导作用。健康优先要求减少乃至避免其他要素对于劳动者健康的冲击和损害，甚至在一定程度上激励资本替代劳动，与"人"有关的劳动、经营管理、技术等要素地位越来越获得尊重，这也意味着劳动力质量的提高，继而引致劳动力对资本、土地、信息等其他要素的能动性、联动性的加强。此外，职业安全也要求生产工具和劳动条件的改进，尤其是接下来随着机械化、智能化水平的提升，生产要素的结构势必得到进一步的优化。

第三，健康优先还意味着三次产业结构的优化。在健康优先战略指引下，劳动要素质量的提升和要素投入结构的优化，直接推动着国民三次产业结构的优化。本来，随着经济发展，国民三次产业结构就会呈现"一＞二＞三"向"三＞二＞一"转变的规律，即第一产业比重不断减少而第三产业比重不断加大。我国服务业的 GDP 占比 2015 年才首次超过 50% 达到 50.8%，近几年虽继续提升，2020 年升到 54.5%[①]，但美国服务业占 GDP 的比重在 2016 年就已经高达 77.4%[②]。可见，我国服务业转型升级空间巨大，而健康服务和健康产业是唯一不服从边际效用递减的产业，且具有产业链长、规模大、涵盖面广的特点[③]。同时，健康优先的战略实施，将有利于劳动条件的改进、生命安全的保护、身心健康的维护，这就内生了资本替代劳动、机器换人的趋向，农业和工业对劳动力的需求变得越来越小，从而进一步加强了服务业的劳动密集属性。加之健康优先背后蕴藏的巨大卫生健康需求，将有利于进一步刺激生产类服务业和生活类服务业，以及健康与养老、旅游、互联网、健身休闲、食品、保险等融合发展的新业态、新产业、新模式。按照《"健康中国 2030"规划纲要》预设的目标，健康服务业总规模将于 2030 年达到 16 万亿，健康服务业以其规模可观、覆盖范围

---

① 数据源于国家统计局年度数据库。
② 数据源于世界银行 WDI 数据库.
③ 刘国恩. 健康中国战略是中国转型升级的必然选择 [N]. 中国社会科学报，2016-10-20（1）.

广、产业链长且在不断扩张的产业特点，将有助于优化服务业内部结构并促进关联产业经济的健康可持续增长。

（三）健康优先的人力资本工具理性有利于优化调整生产关系

遵循马克思主义基本原理，生产关系由生产力决定，并对生产力起反作用。依托生产要素和三次产业的结构优化和质量提升，健康优先的人力资本价值理性的实现还离不开相应工具理性的支撑，这就要求同时对相关主体间的关系进行调控。按照马克思主义的经典描述，"生命的生产……立即表现为双重关系：一方面是自然关系，另一方面是社会关系；社会关系的含义在这里是指许多个人的共同活动"①。这里的社会关系可以理解为生产者之间的关系即生产关系，狭义上主要面向劳动就业关系，而在广义的范畴内，则涉及人类生活方式和社交活动的健康规范，以及人与生态自然之间的和谐相处，最终指向经济社会发展模式的创新。

第一，健康优先要求劳动就业关系的高质量发展。经济建设是健康优先战略实施的主要阵地和矛盾多发领域，劳动力也主要面临超负荷工作的困境。长期以来，由于我国劳动力数量资源丰裕的比较优势，就业促进偏于就业岗位数量的创造，工作强度较高、无偿延时加班、劳动报酬较低、体面劳动缺失等有损健康的问题普遍存在，对劳动保护、岗位效用则力有不逮。随着农村剩余劳动力由无限供给向有限剩余过渡，劳动力稀缺性增强，总体上我国劳动者越来越

---

① 马克思恩格斯文集：第 1 卷 [M]. 北京：人民出版社，2009：532.

注重就业质量，追求体面劳动。将健康融入劳动就业领域，重要着力点就在于将健康融入劳动保护、就业促进的政策制定与实施过程，要求政府主导带动多方面共同构建健康优先的劳动关系和生产方式，强化劳动者权益保障和劳动法律法规执行力度，深入开展用人单位职业健康保护和健康单位建设工作，有效预防和控制威胁或危害健康的生产行为的发生。

第二，健康优先要求人们生活方式和社交关系的健康化运行。除了生产之外，生活方式和社交活动是与居民健康密切相关的日常主题，加快形成有利于健康的生活方式和社交关系成为健康融入生活的重要目标任务。现实中健康问题往往由个人不健康的生活行为习惯所致，例如挑食偏食、久坐不动、抽烟酗酒、焦虑抑郁等等。在生活节奏加快的现代社会，以上健康挑战更加突出。维护和促进自身健康，必须牢固奠定合理膳食、科学运动、戒烟限酒、心理平衡四大基石，严于律己，形成良好习惯，做好健康促进的内功。此外，也要注意建立和维护良好的人际关系，以纾缓外在的压力。

第三，健康优先还要求营造人与自然和谐共处的关系。良好的自然生态环境是人类健康生存与全面发展的基础条件，加强环境污染治理、促进生态环境改善是投资国民健康的重要渠道。实现良好的生态环境，要求人与自然和谐相处，而不能涸泽而渔、焚林而猎。环境污染造成的健康损害具有隐蔽性、滞后性、长期性，即使当前企业排污达标，仍可能危害人体健康，故而环境保护与治理政策不能仅仅局限于控制污染，更要满足人的健康诉求 ①。遵循可持续发展的理念，加强环境保护与治理，推进人与自然和谐相处，加快形成有利于健康的生态环境，这既可以给当代人带来新的健康人力资本增量，又有利于通过生命再生产直接提升下一代人的健康人力资本的初始存量水平。

第二节　健康优先的实践逻辑

总体而言，无论是公民个体还是国家集体，对于健康优先的认知和抉择都似乎不可避免地经历了由迷茫、错乱、混沌，到觉醒、珍惜、追求的波澜历程，在历史长河和社会实践中演绎着抉择、坚持和深化健康优先这一铁律的基本逻辑。如图 4-2，面向我国当前社会现实，可以发现人口结构的老龄化特征在加速现代化的进程中，与经济和健康领域交融后又呈现出诸多鲜明特点，比如未富先老、寿而不康与未老先衰。多发性疾病引致的各种经济社会负担，更加凸显了人们健康需要之强劲，然而供给侧呈现的却是不平衡不充分的卫生健康服务。以上这些重大现实问题和重要特征性事实，都为新时代施行健康优先提供了明确的逻辑依据和现实指向，所以近年来健康中国建设上升为国家战略，相关规划和行动也在全国各地纷纷施行。健康优先已经成功融入政治建设。习近平总书记也代表党和国家做出政治宣言和

---

① 李军. 专家建议以"健康优先"理念深化环保制度改革探索健康风险管理倒逼机制 [N]. 中国环境报，2015-08-04（4）.

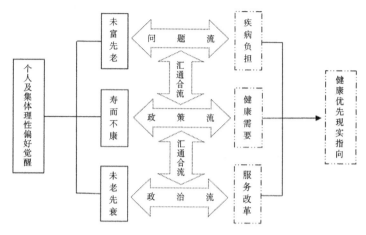

图 4-2 健康优先的实践逻辑分析框架

郑重承诺，例如他在全国卫生与健康大会上指出"没有全民健康，就没有全面小康""要把人民健康放在优先发展的战略地位"[①]，在抗击新冠肺炎疫情期间多次强调"人民至上、生命至上""始终把人民群众生命安全和身体健康放在第一位""保护人民生命安全和身体健康可以不惜一切代价"。可以判定，遵循金登（Kingdon）聚焦政策变迁条件的多源流理论[②]，我国卫生健康政策由"以治病为中心"变迁至"以健康为中心"的问题流（Problem Stream）、政策流（Policy Stream）和政治流（Political Stream）业已具备，并且三者正在相互作用、汇通合流，新时代施行健康优先可谓水到渠成。需要指出的是，图 4-2 问题流、政策流、政治流所示的虚箭头并非仅仅指向各自所连接的实框和虚框内容，而是汇

---

① 习近平.把人民健康放在优先发展战略地位努力全方位全周期保障人民健康 [N].人民日报，2016-08-21（1）.

② 金登.议程、备选方案与公共政策[M].北京：北京大学出版社，2006：2.

通合流，共同映射"大卫生、大健康"领域重大现实问题和重要特征事实。

劳动关系是生产关系的重要组成部分，是最基本、最重要的社会关系之一。努力构建中国特色和谐劳动关系，是加强和创新社会管理、保障和改善民生的重要内容，是经济持续健康发展的重要保证，是增强党的执政基础、巩固党的执政地位的必然要求①。伴随着新时代劳动关系理论和实践的深化与发展，中国特色和谐劳动关系的构建也呈现出要求恪守"健康优先"原则的规律性。实际上，秉持"大卫生、大健康"的理念，在生理、心理、社会等多维度健康的考量下，健康的影响因素越来越多元化，并且社会因素日益成为决定性因素。不但劳动者享有的职业安全卫生保护权、休息休假权直接关系着健康，其劳动报酬、社会保险、职业培训等其他方面的基本权益也与健康有着千丝万缕的联系。所以健康维护理应成为构建和谐劳动关系的主要出发点和落脚点之一，在新时代劳动关系的建设和发展中优先保障和促进劳动者的健康权益天经地义，施行"健康优先"亦成为构建中国特色和谐劳动关系的题中之义。

特别是近年来，作为劳动关系的重要主体，我国劳动者的健康利益诉求越来越迫切化、多样化、个性化，对与雇佣劳动相关的更加广泛的社会关系中所涉及的卫生、安全、休息等健康元素更为重视和敏感，健康问题已经发展成为广大职工最关心、最直接、最现实的利益问题和全社会焦点。尤

---

① 中共中央国务院关于构建和谐劳动关系的意见 [N]. 人民日报，2015-04-09（1）.

其是各种非正规的新型雇佣关系也在发展，加之当前国民健康呈现出来未富先老、寿而不康与未老先衰等典型的人口学特征，劳动者的健康权益保障面临着前所未有的严峻挑战，将"健康优先"嵌入包括劳动关系在内的更加广泛的社会关系构建的时代命题呼之欲出。

一、理性偏好的觉醒：财富、健康与其他之间的优先序

毋庸置疑，千百年来健康一直是人民美好生活的重要组成部分，生命健康的不可或缺性赋予了老百姓诸如"生命至上""健康第一""好死不如赖活着"的朴素哲学认知。但是，近代以来，在中国经由艰苦奋斗从而实现"站起来"、到"富起来"，再到"强起来"的转变过程中，囿于生计的考虑，总体而言国民对于物质财富的追求有着强劲的源动力，时至今日依然富有惯性。而当前转向于健康的偏好，则犹如经历了从一场混沌梦魇中倏然觉醒的顿悟。可以判定，当前及今后一个时期，健康在我国老百姓心目中的分量将越来越重，优先维护和增进健康已经成为每一个理性公民的理想情境和决策偏好，全社会对于健康优先的需要正在日益增长，国家的集体抉择也由"GDP 崇拜"转到"以人民健康为中心"。

（一）个人偏好转移：由追求财富到注重健康的历程和逻辑

中国近代史上闭关锁国、落后挨打的艰难苦难经历，给

中华民族留下了积贫积弱、饥寒交加的深深烙印，也激发了中国人民奋勇拼搏、追赶跨越的精神动力。即使新中国即中华人民共和国成立以后，中国人民实现独立自主，"站起来"了，但长期计划经济下的制度设计，使得人民群众在较长一段时期内依然不得不面对生活物资短缺的局面，以至于其间商品流通交换必须使用"粮票""布票"等，购物要凭证供应票证。自1978年国家实施改革开放政策以后，市场化改革激发了人们劳动致富的积极性，使得个人财富的创造和积累成为可能，而物资短缺的历史记忆越发激发、释放了人民追求财富的生存本能。与此同时，市场化机制的建立意味着供求机制、竞争机制和价格机制的引入，也带来了"一切向钱看"的价值理念，就业、教育、医疗、养老、住房、社会地位、娱乐乃至爱情等人生诸多方面的物质或精神生活都可以明码标价，与金钱挂钩或者交换。所以处在生活重压下的普罗大众对于物质财富的追求无以复加，在人生追求目标的排序中金钱显然比健康更受偏爱几乎成为一个铁律，甚至于牺牲生命健康来换取金钱报酬亦司空见惯。久而久之，这就形成了对健康的追求与对财富的渴望之间的悖论：往往为了追求物质财富而忽视甚至牺牲了个人健康，等到健康受损乃至健康不再时，又悔之莫及。

当前流行于民间的俗语——"今天（年轻时）拿命换钱，明天（年老时）拿钱换命"，就是珍爱健康与追求金钱两者间悖论的生动写照。"金钱虽然不是万能的，但没有金钱是万万不能的"，这是一个颠扑不破的公理。在世俗社会中人对于金钱近乎痴迷的追逐导致人自身已经成为工具的异化，"金钱是人的劳动和人的存在的同人相异化的本质；这种异己的本质统治了人，而人则向它顶礼膜拜"[1]。人们对健康的认知和应对之所以会存在觉醒前的混沌状态，甚至于这种混沌状态的持续时间也并不短暂或者说比较漫长，乃在于人自身理性的有限性，以及不同生命阶段对风险的偏好不同。根据经济学中人的行为选择遵循理性人的假设，个人本来应该做出最为理性、符合个体利益最大化的抉择，所以敬畏生命、珍惜健康并把自身健康放在第一位似乎天经地义。然而，非常令人沮丧的是，现实生活中人的理性往往存在局限性，更多时候表现出来的是有限理性甚至非理性，故而众生囿于个人种种条件的限制，而不得不做出不利于健康甚至严重有害健康的行为。有限理性或非理性之所以形成，或者是由于时间跨度太长，个人难以预判长期的结果；或者是由于诱惑条件实在难以抗拒或外在压力的驱使使然，个人在短期难以做出理性抉择。

时间跨度太长而造成的有限理性或非理性，可结合健康资本存量在个体全生命周期中的动态变化来分析。在一个公民的完整生命历程中，出生伊始即被母体赋予了生命初期的健康资本存量，一般而言其健康资本存量随着年龄的增加而不断加大。直到青壮年时期健康资本存量在人生中达到峰值，之后随着岁月的增加而发生损耗，进入中老年期健康资本存量则趋于下降，健康资本账户逐渐由"资产"变为"负债"。换言之，人在成长为成人的过程中，总体上其健康资本存量是递增的，尤其在年富力强时达到巅峰时期，有着年轻和健康的资本加持，健康的损耗或疾病的罹患不易立马呈

---

[1]　马克思恩格斯文集：第 1 卷 [M]. 北京：人民出版社，2009：52.

现。这期间健康也往往被作为纯粹的消费品进行消耗，所以年轻人似乎往往对于熬夜、酗酒等显而易见的健康有害行为表现得有恃无恐。

短期内囿于诱惑或压力而造成的损害健康的有限理性甚至非理性行为，最为典型的是因为工作而透支健康，近年来甚嚣尘上的"5+2""白加黑""996""007"[①] 等言论和行为，就折射出了现实中我国劳动者面临着健康风险加剧的工作状态。这种超负荷工作一方面大多数可能是迫于生计的无奈之举，另一方面也跟不同劳动年龄的风险偏好有关。遵照罗森（Rosen）提出的"享乐主义工资（Hedonic Wage）"理论，劳动力市场中均衡工资水平和健康风险偏好之间有着内在逻辑：市场均衡状态下的高工资对死亡风险具有一定的补偿性，通常而言劳动者年轻时更加偏好高收入，对死亡风险持中性乃至偏好态度，而到了中老年则转变为风险厌恶型[②]。这在一项测算中国健康资本的实证性研究中也得到了证实。不同年龄段的劳动者的健康风险偏好存在明显差异：年轻时（40 岁之前）疾病发生率较低，人们倾向于努力工作以获取更高收入，比较能够"吃苦耐劳"，工资收入增加可看作对因健康投入而提高死亡风险的补偿；中年以后（40 岁之后）

---

① 在流行于我国当前职场的语境中，"5+2"意为一周 7 天中除了 5 个工作日上班之外，周六、周日两个休息日也要加班；"白加黑"意为工作不分昼夜，除了通常意义上的白天正常上班外，晚上也要加班；"996"意为上午 9 点开始上班、晚上 9 点下班，除了 5 个工作日上班之外，周六或周日也要拿出 1 天时间上班。"007"指每天从 0 点到 24 点都在岗，一周 7 天上班。

② Rosen, S. Hedonic prices and implicit markets: product differentiation in pure competition[J]. *Journal of Political Economy*, 1974, 82(1): 34-55.

各种疾病发生率显著上升，人们在追求收入的同时"开始享乐"，更注重减少疾病对身体的伤害 ①。

不可否认，必要的经济基础是满足人的基本生存和高层次发展的基本保障，甚至是接受医疗服务、挽救生命的前提条件，然而一旦因为挣钱而损害了健康甚至丧失了生命，那么就得不偿失了，其他方面的追求统统失去了意义。"金钱诚可贵，健康价更高"。伴随物质财富的丰裕，金钱带来的边际效用开始递减，尤其是随着人生历程"进入后半场"，慢性病的高额负担终将使"年轻时拿命换钱"的非理性行为付出不菲的健康代价，导致"年老时拿钱换命"，甚至钱再多也无力回天、无命可换。所以理性待之，健康更应受到珍视，健康越来越排在靠前的偏好序列。与此同时，经常见诸报端乃至身边见闻的知名人物或熟人、亲人"过劳死""英年早逝"的消息，甚至自身的切身经历和体会，尤其是非典、新冠病毒肺炎等重大疫情的冲击，不断强化了人们对于疾病和死亡的风险感知和规避意识，"一味追求物质财富而忽视健康无异于本末倒置"倏然间已成为社会共识，公民个体对于健康优先的认知觉醒亦水到渠成。

（二）集体抉择变迁：由"GDP 崇拜"到"以人民健康为中心"

类似于公民个体的认知转变，当前国家层面对健康优先的议程设置和战略部署可以视为对公民偏好觉醒的回应，当

---

① 郝枫，张圆."健康中国"视域下我国居民健康资本测度 [J]. 人口与经济，2019（1）：14-30.

然这种集体抉择的诞生同样也经历了一个转变、深化的过程，毕竟战略安排是随着经济社会发展阶段的变迁而因应生成并与之相匹配的。新中国成立伊始，基于当时国外对华封锁和国内一穷二白的状况，党和政府做出了优先发展重工业的战略安排。由农村支持城市、农业支持工业，而与老百姓生活密切相关的轻工业和农业发展则受到弱化，在一定程度上而言，人民群众的身心健康并没有得到充分的物质保障。改革开放以来，在以经济建设为中心的发展理念指导下，一切 GDP 崇拜，我国经济保持了多年的快速增长，1979—2019 年平均增长速度高达 9.4%，近年来更是已经跃居为世界第二大经济体。2020 年 GDP 总量 101.6 万亿元，首次跨过 100 万亿元大关，经济建设取得了举世瞩目的伟大成就，人民群众的获得感也大大增强[①]。

　　然而，经济的快速增长并不必然带来国民健康水平的有效提升。我国多年来的粗放式发展使得目前经济社会发展并不平衡、不协调、不充分，社会民生领域的建设没有及时跟进，尤其是卫生健康领域问题比较突出。例如，市场化改革大潮中医疗卫生机构的公益性受到侵蚀，公共卫生力量较为薄弱，"重医疗、轻预防"的偏向严重，食品质量安全问题触目惊心，生态环境污染严重等等，所以说人民健康的维护存在着突出的短板。尽管新中国成立以来人均预期寿命获得了长足的提高，但相比较而言，能够反映人的健康程度的人均健康预期寿命指标仍有较大提升空间。以 2016 年为例，

---

① 1979—2019 年平均增长速度数据源于《中国统计年鉴 2020》，2020 年 GDP 数据源于国家统计局。

我国人均预期寿命和人均健康预期寿命分别为 76.4 岁、68.7 岁 [①]，两者之间 7.7 年的差值意味着国人平均有近 8 年的时间在带病生存。虽然在一定程度上可以说长寿了，但健康年限远远低于长寿年限，这也正反映了我国健康维护和促进的短板和空间。

中国经济建设的辉煌成就，狠狠"榨取"了人的价值，在充分利用我国长期以来劳动力资源相对丰裕的比较优势，抓住了人口红利机会窗口的同时，亦造成了伤害劳动力健康的代价。例如，多年来就业人口尤其是农民工的劳动保护措施并不到位、社会保障覆盖面和力度不足、生活工作环境污染严重，导致具有隐匿性、迟发性特点的尘肺病等高发性传统职业病问题逐渐显现。在传统职业病的有害因素尚未有效控制的同时，随着经济转型升级、工作场所组织变革、全球化迅速发展以及新工艺、新技术、新设备、新材料的广泛应用，又给职业健康带来肌肉骨骼系统疾病和心理健康等方面新的风险和挑战 [②]。总体来看，我国职业病居高不下，分布广泛，涉及企业及人数众多。数据显示，截至 2018 年年底，全国累计报告职业病 97.5 万例，存在职业病危害的企业有 1200 万家左右，接触各类职业病危害的劳动者数量超过 2 亿。其中最为严重的尘肺病约占全部报告病例总数的

[①] 2016 年中国人均预期寿命和人均健康预期寿命的数据来自《世界卫生统计 2020》。

[②] 孙新. 职业健康：挑战与展望 [J]. 中国职业医学，2018，45（2）：133-137.

90%，主要分布在采矿业，并呈现年轻化趋势[①]。由此看来，我国长期以来高速增长的 GDP 中的健康含量并不乐观，实际上是多年来粗放式发展逻辑下产出的"带血的 GDP""污染了的 GDP"。

令人欣慰的是，近年来我国正竭力纠偏、反正、修复，努力从"GDP 崇拜"转向"以人民健康为中心"，相应的治理改革突出表现在以下几个方面：召开了高规格的全国卫生与健康大会[②]，组建了国家卫生健康委员会[③]；明确要求树立"大卫生、大健康"理念，努力推进经济高质量发展，积极促进体面就业和环境治理，把健康中国建设上升为国家战略；将健康融入其他领域的协同性正在强化，我国《基本医疗卫生与健康促进法》《"健康中国 2030"规划纲要》《职业病防治法》《职业病诊断与鉴定管理办法》等法律法规和技

---

① 一方面，我国是世界上劳动人口最多的国家，2019 年全国就业人口达 7.75 亿人，多数劳动者职业生涯超过其生命周期的一半；另一方面，由于职业健康检查覆盖率低和用工制度不完善等原因，我国职业病实际发病人数远高于报告病例数。参见：防治职业病须建立长效机制——国家卫健委、人社部有关负责人详解职业病防治工作 [N]. 光明日报，2019-05-14（16）；国家卫健委职业健康司：统筹做好疫情防控与职业健康工作 [EB/OL].（2020-04-23）[2020-11-12].http：//health. people.cn/n1/2020/0423/c14739-31685530.html.

② 2016 年 8 月 19-20 日，全国卫生与健康大会在京召开。这是自 1996 年 12 月召开全国卫生工作会议后，时隔 20 年再次召开全国性卫生工作会议，此次会议名称中将"健康"与"卫生"相提并论，并且中共中央政治局 7 位常委悉数出席。

③ 2018 年 3 月，中华人民共和国第十三届全国人民代表大会第一次会议批准组建国家卫生健康委员会，这是新中国历史上首次在国家部门名称当中出现"健康"一词。

术标准不断建立健全,《健康中国行动(2019—2030)》将职业健康保护行动、健康环境促进行动、心脑血管疾病防治行动等 15 项重大专项行动协同起来予以推进,等等。与此同时,随着人均收入的增加,目前全社会已更有经济基础和消费能力追求并享用卫生健康服务消费,从而有助于将健康保障落到实处。此外,老一辈对于健康优先的认知觉醒,也促使他们对年青一代子女不厌其烦地进行健康的教导、督促,无形中使健康优先的认知产生了代际传递效应,这也为国家出台、实施健康优先的战略部署、推动实现人口红利向健康红利的转变,奠定了坚实的民意基础。

二、人口与健康的耦合:未富先老、寿而不康与未老先衰的尴尬及应对

作为世界上第一人口大国,我国 14 亿多人的整体年龄结构及健康状况,无疑是考量包括人口政策、卫生政策在内的宏观政策取向的重要因素。不同年龄的人口占比,意味着劳动年龄人口与被扶养人口的比例大小,也昭示着整体国民健康资本存量的状况,事关经济社会可持续发展,特别是老龄化社会中老年人口的比例、健康状况和经济社会特征尤其值得关注。当然,人口老龄化所带来的经济问题和健康问题,两者并非独立或并立,而是存在若干互构关系[①]。以经济和健康耦合的视角探究中国当前人口结构呈现的主要特

---

① 胡湛.把握老龄化社会治理重要突破点——全人口全生命周期的视角[N].中国社会科学报,2019-08-09(5).

征，我们会发现现实中不得不面对未富先老、寿而不康与未老先衰的尴尬处境，而这三个重要的特征化事实正是健康中国建设所面临的重大挑战，这也为健康优先的战略实施提供了强有力的证据指向。

（一）未富先老与健康的经济挑战

众所周知，人口老龄化和高龄化已经成为我国人口的新常态 ①。这早已经成为我国基本国情，并且我国当前正在经历加速的人口老龄化也已成为不争的事实。生理年龄是一个生命体的自然标度，一般而言随着自然年龄（日历年龄）的增长，拥有完整的生命历程的个人会历经婴儿期、儿童期、青春期、青年期、壮年期、老年期等人生阶段，其身心会不断成长、成熟、衰退，其生理机能也会先后经历增强、维持、退行的过程。以生理年龄作为指标来衡量宏观至某个国家或地区、微观至某个家庭或社区的人口结构，成为理论研究和社会实践当中的一个通行的做法。按照劳动年龄人口、进入劳动力市场前的青少年人口以及退出劳动力市场后的老龄人口三者在全人口主体性地位的区别，通常一个社会的人口结构可以划分为年轻型人口、成年型人口、老龄化人口。遵循国际上的通行标准，一般某个国家或地区 60 周岁以上的人口占比达到 10% 以上，或者 65 周岁以上的人口占比达到 7% 以上，我们就可以将其认定为进入老龄化社会（Aging

---

① 吴炳义，董惠玲，王媛媛，等 . 我国老年人口失能判别及其对健康预期寿命影响分析 [J]. 人口学刊，2019，41（1）：101-112.

Society）^①。

　　根据国际通行标准，按照中国政府统计数据，我国其实早在 20 世纪末期、21 世纪初期就已经进入了老龄化社会。65 周岁及以上人口占总人口比重在 2000 年、2001 年分别达到 7.0%、7.1%，2020 年则上升到了 13.5%，接近深度老龄社会，下一步我国老龄化程度会更加严峻^②。按照联合国（UN）2019 年的预测，我国老龄化还将继续呈现加速态势，2035 年 65 岁以上老年人口比例预期高达 20.68%^③，届时将进入超级老龄社会。总之，我国目前的人口老龄化是 20 世纪 70 年代后半期以来，经济社会发展过程中展现出来的，以低死亡率、低生育率为主要特征的人口发展惯性规律的结果，具有不可逆转性，并且新时代中国特色社会主义现代化强国建设周期适逢人口快速老龄化时期，未来将不得不面对超大规模的老年人口、超快速度的老龄化进程、超高水平的

---

①　根据 1956 年联合国《人口老龄化及其经济后果》确定的标准，当一个国家或者地区 65 岁及以上人口数量占总人口的比例超过 7% 时，该国家或地区进入老龄化社会（Aging Society），当 65 岁及以上人口占比超过 14% 时进入深度老龄社会（Aged Society），超过 20% 时则为超级老龄社会（Hyper-aged Society）；而 1982 年维也纳老龄问题世界大会又将 60 岁及以上的人口占总人口比例超过 10% 作为进入老龄化社会的标准。

②　65 周岁及以上人口占总人口比重，2000 年、2001 年的数据源于中国统计年鉴 2020；2020 年的数据源于第七次全国人口普查数据，参见：国家统计局. 第七次全国人口普查主要数据情况 [EB/OL].（2021-05-11）[2021-05-18].www.stats.gov.cn/tjsj/zxfb/202105/t20210510_1817176.html.

③　杨昕. 健康老龄化进程中的综合社会政策响应 [N]. 中国社会科学报，2019-08-09（4）.

老龄化程度和超级稳定的老龄化形态[①]，这给经济社会发展尤其是人口健康带来的影响不容忽视。人口老龄化的加速发展，对进入老龄的生命个体而言，其健康水平和总体功能一般呈现下降趋势，总体上也意味着将会有更多数量的健康欠佳乃至失能失智的老年人对于医疗、护理等健康维护的需求更加迫切。健康老龄化以及医养结合的诉求也成为越来越紧迫的时代命题，这就使得国家建立完善相关制度安排，以及进行相应政策调整的窗口期大大缩减。

而作为我国人口老龄化的典型特征，未富先老无疑大大加剧了健康的经济挑战[②]。我国虽然已经成为全球第二大经济体，但总体而言国民并不富裕，主要表现在老百姓的人均 GDP、人均收入水平尚未达到富裕程度，显然在经济上还没有为老龄化做好充分准备。有研究表明：我国仅用了短短 18 年便由成年型社会进入到老龄化社会，而完成这一历程发达国家则往往用几十年甚至上百年的时间，并且发达国家在进入老龄化社会时人均收入一般在 5000 至 1 万美元的高位，而我国 20 世纪末进入老龄化社会时人均收入只有1000 美元，相差甚大[③]。进入 21 世纪以来，我国人均收入

---

① 原新. 积极应对人口老龄化是新时代的国家战略 [J]. 人口研究，2018，42（3）：3-8.

② "未富先老"作为我国人口老龄化的典型特征由邬沧萍（1986）最先提出，并逐渐得到政府、学界和社会大众的广泛认同，但也有观点认为中国老龄化进程中也存在"即富即老"或"边富边老"的阶段性特点。参见：顾严. 中国还是"未富先老"吗？——基于"老"—"富"关系模式的判读 [J]. 社会政策研究，2019（1）：11-24.

③ 侯云春. 积极应对人口老龄化加快发展养老服务业 [J]. 社会治理，2019（11）：32-34.

水平的提高速度仍然相对滞后于老龄化的速度，近年来更面临着中等收入陷阱的挑战。尽管我国人均 GDP 在 2019 年开始超过了 1 万美元大关，稳居世界上中等收入国家行列，[①] 但距离高收入国家的平均水平仍相差甚远，很难说实现了藏富于民，并且老龄化程度又加剧到了接近深度老龄社会。到 2035 年，我国老龄化率预计超过高收入国家的平均水平，但届时预期达到的人均 GDP 约为 23000 美元，仍低于 2019 年高收入国家平均水平[②]。考虑到收入分配在地区、城乡和行业等分布的不平等，使得我国未富先老的特征更对老年人包括医疗支付能力在内的各种能力构成挑战，高企的老年人口抚养比也进一步加大了劳动人口的负担以及经济可持续发展的压力。

　　未来我国老年人就医费用将快速增加，2011 年我国 60 岁及以上老年人口总的疾病经济负担（中间值）为 8935 亿元，预计到 2050 年将为 247638 亿元，增加 27 倍[③]。甚至于，未富先老本来就意味着经济地位相对低下的老年人，在社会资源动员方面处于不利地位，相对不足的医疗资源对老年人而言可及性和利用率更低，这就进一步导致老年人的健康水

---

① 2019 年我国 GDP 的总量为 99.1 万亿元，年末中国大陆总人口 140005 万人，按平均汇率折算，人均 GDP10276 美元。参见：人均 GDP 突破 1 万美元大关具有重要标志性意义 [EB/OL].（2020-01-17）[2021-01-21].http://www.scio.gov.cn/xwfbh/xwbfbh/wqfbh/42311/42438/zy42442/Document/1672087/1672087.htm.

② 蔡昉.认识把握人口形势带来的机遇与挑战 [N].经济日报，2021-05-21（1）.

③ 总报告起草组.国家应对人口老龄化战略研究总报告 [J].老龄科学研究，2015，3（3）：4-38.

平下降①。所以，"在没有富裕之前就已经变老"或者说"即使已经变老仍然没有富裕"，无疑成为老龄社会的难题和老年人群体的苦恼。

（二）寿而不康与健康老龄化

随着我国经济社会发展，人口在加速老龄化的同时寿命也在不断延长，中国人均预期寿命已从新中国成立前的仅仅35岁提高到了2019年的77.3岁②。不过，在老龄化社会中，人均预期寿命的长足提高，并不等同于健康寿命的同步延长，生命质量期限若没有得到相应延长的话，可能会出现"寿而不康"的状况：虽然拉长了生命长度却并没有保证生命质量，尤其意味着晚年生命质量的下降。换言之，生命个体在老年时期的"存续期间"不一定能实现健康相伴，也可能是疾病缠身，意味着所谓晚年寿命的延长其实是带病生存期的延长。

当前，我国老年人口超过半数患有慢性病，老年人口"活得长"了，但并没有实现"活得好"的目标，正面临着"病痛老龄化"的现实窘况：2002—2014年，尽管人均预期寿命由71岁延长到76岁，但老年人口的慢性病患病率一直

---

① 邬沧萍，姜向群."健康老龄化"战略刍议 [J]. 中国社会科学，1996（5）：52-63.

② 参见：卫健委：70年来中国人均预期寿命从35岁提高到77岁 [EB/OL].（2019-09-26）[2020-01-12].http://www.chinanews.com/gn/2019/09-26/8966320.shtml；2019年我国卫生健康事业发展统计公报 [EB/OL].（2020-06-06）[2020-11-12]. http://www.nhc.gov.cn/guihuaxxs/s10748/202006/ebfe31f24cc145b198dd730603ec4442.shtml？u=2803301701&m=4512758748898602&cu=2358277357.

在 60% 左右浮动，整体上呈现出不健康的状态；伴随经济社会的发展和医疗卫生水平的提高，老年人口的慢性病患病率不仅没有降低，反而有升高的趋势，尤其表现在高龄老年人的慢性病患病率方面[①]。另有研究通过分析我国近两万名 80—105 岁高龄老人的数据发现，社会经济发展和医疗条件进步提高了健康较差的高龄老人被"救"存活率，但 2008 年高龄老年人口的认知功能和躯体功能与 10 年前（1998 年）相比显著下降，这就形成了"胜利的成本"（Cost of Success），即虽然达到了延长人均预期寿命的"胜利"，但也付出了老年人健康水平的下降的"成本"[②]。这也印证了当前现实生活中老年人随年龄增长身体各项机能不断退化，罹患某种慢性病的可能性随之加大，甚至同时罹患两种以上的慢性病的老年人也司空见惯，失能失智人口的发生率和绝对规模也相应增加。寿而不康固然有着受制于健康资本存量随成年人年龄增加而降低的自然规律的影响，但更说明了当前老年人生存质量和生命尊严下降这一普遍性的事实和挑战。

　　在人类进入长寿时代之前，人口结构比较年轻，平均寿命不高，人们较少能够进入所谓的老龄期，用人均预期寿命衡量健康相对准确可行。随着人类进入长寿时代后，再用人均预期寿命衡量人口健康状况则存在一定的局限性，因为笼统的存活年数掩盖了慢性病肆虐状态下人的存活期（尤其是老龄和高龄阶段）生存质量的差异。与人均预期寿命相比较

---

① 夏翠翠，李建新.健康老龄化还是病痛老龄化——健康中国战略视角下老年人口的慢性病问题 [J].探索与争鸣，2018（10）：115-121，144.

② 曾毅，冯秋石，Therese Hesketh，等.中国高龄老人健康状况和死亡率变动趋势 [J].人口研究，2017，41（4）：22-32.

而言，纳入了健康考量的人均健康预期寿命指标则可以更好地衡量寿命健康状况，在反映寿命长度的同时也可反映寿命的质量。目前，我国人均健康预期寿命仍有较大提升空间。此外，结合了预期寿命及生活自理比重的自理预期寿命指标，可以更好地衡量老年人口生活自理能力等健康状况。杨胜慧、张刚（2019）利用生命表技术及 Sullivan 法，基于2005 年"小普查"及 2010 年"六普"汇总数据计算老年人口自理预期寿命，发现 2015 年老年人自理预期寿命占余寿的比重较 2010 年有所下降，且年龄越高下降幅度越大，显然老年人延长的预期寿命中有更大比重是处于不能自理的状态，并且该状态还呈现增长趋势[1]。

　　总之，寿而不康已成为老龄化过程中的严重不利状况。通常与老龄化伴生的"胜利的成本"，即病痛、孤独等其他问题，会给老年人的生命质量和生命尊严带来诸多负面影响。老年个体及整个社会，对老年人身心健康的呼声越来越高，健康老龄化成为老年人的理想境界和社会政策的发展目标[2]。需要指出的是，健康老龄化不再局限于少数长寿老人的增加，而更着眼于社会群体的健康长寿[3]。考虑到寿而不康的负面效应不仅仅局限于老年人自身的巨大病痛与折磨，同时也具有较强的负向外部性。毕竟它还意味着社会养

---

[1] 杨胜慧，张刚. 自理预期寿命测量老年人口健康状况 [N]. 中国社会科学报，2019-12-04（5）.

[2] 健康老龄化概念发轫于 1987 年世界卫生大会，而作为老龄化的应对方案则提出于 1990 年世界老龄大会。

[3] 邬沧萍，姜向群."健康老龄化"战略刍议 [J]. 中国社会科学，1996（5）：52-64.

老和公共医疗卫生事业的极大负担，进而危及社会福祉水平的提升，应对不好的话甚至会成为实现国家中长期发展战略目标的重大阻碍 ①。故而，健康老龄化作为国家战略予以提出和实施水到渠成，其核心理念就是以生命历程的视角来看待健康，重视人生各个阶段能够影响到老年期健康长寿和生活质量的各种因素，预防和减少危险因素，在提升老年人健康水平和生活质量的同时，也有利于减轻国家和社会的医疗卫生、社会照护等方面的负担，从而促进经济社会发展的活力。所以大力推进健康老龄化是低成本、高效益应对人口老龄化的战略举措 ②。这虽然直接面向老龄人群和老龄化相关问题，但也为健康优先的战略实施提出了直接诉求。

（三）未老先衰与全生命周期健康

如果说"寿而不康"是因为受制于健康资本存量随年龄增加而降低的自然法则尚可理解的话，那么"未老先衰"即自然年龄（日历年龄）尚未进入老龄但身体功能已经明显衰退，则似乎令人难以接受。在生老病死自然铁律的支配下，老年人由于年龄的增长，发生不同程度的器官老化、功能消退以及一些退行性疾病实属难以避免。寿而不康似乎成为难以违背客观规律而导致的自然结果，在很大程度上易于为大众理解。然而，对于中年人乃至年轻人的过早病衰则令人难

---

① 陆杰华，郭冉.病态状态压缩还是病态状态扩展？——1998—2014 年老年人健康指标长期变化趋势探究 [J].人口与发展，2019，25（6）：76-86.

② 伍小兰.健康老龄化：低成本应对人口老龄化的重要举措 [N].中国社会科学报，2015-01-16（B01）.

以接受，不得不引起警觉。当前，一些多见于老年人的慢性病，例如高血压、2 型糖尿病等，已经发现不少中年人和青少年的病例。近年来的统计数据也显示出慢性病开始呈现年轻化、低龄化的趋势，并大有不可收拾之态势。经过与高收入国家对比发现，在低收入和中等收入国家中，不但中年人特别容易罹患慢性病，而且人们发病的年龄更低，患病持续的时间更长，往往又伴生一些本来可以预防的并发症，并且更快地造成死亡①。究其原因，很可能与青少年时期不健康的行为和生活方式有关，例如熬夜、缺乏运动、压力无处释放等。也可能是生命历程中更早前的起始阶段中，健康有害因素日积月累的结果，例如胎儿期没有科学怀孕、儿童期营养不良等。

未老先衰说明衰老和病苦这种变化并非一定是进入老年才有的"专利"，病衰完全可以超越老年期和前老年期的界线，贯穿整个生命历程②。尤其是当前一些慢性病的年轻化、低龄化特征，意味着自然人在全生命周期的比较靠前的阶段，相关身体器官就发生病变，生理机能过早衰退，导致在自然年龄（日历年龄）还没有进入老年人口的队列之时，实际上已开始功能性的老龄化了。这对劳动年龄人口以及进入劳动力市场之前的青少年人口都是极大的损害，给劳动生产和国家健康人力资本的储备也带来较大挑战。故而，基于全生命周期的视角，要更加注重"中上游"历程的科学干预，

① 张璐，孔灵芝. 预防慢性病：一项至关重要的投资——世界卫生组织报告 [J]. 中国慢性病预防与控制，2006（1）：1-4.
② 穆光宗. 不分年龄、人人健康：增龄视角下的健康老龄化 [J]. 人口与发展，2018（1）：11-13.

即从胎儿期、婴幼儿期以及青少年时期，就要及时进行健康相关的综合性、系统性干预。无论对于老年人口还是对于老龄之前的人口而言，推行健康优先战略都势在必行。将健康干预关口重点面向老年人口，以及青少年、妇女、婴幼儿乃至胎儿期等重点人群，全人口和全生命周期地维护和增进健康，已成为具有广泛意义的时代命题。

三、以健康优先破局：疾病负担、健康需要与服务供给的困境及突围

在人类社会的历史长河中，尤其是近现代以来，人们对健康、疾病、医疗及其相互间关系的理解，已形成某种思维定式和行为模式："健康等于不生病"，"健康行为"被等同于"摆脱病痛"进而不得不"求助医生"，将医疗视为寻求健康的唯一可以依赖的路径，中国深受其害[①]。多年来"以治病为中心"的传统健康观，使得我国当前各种疾病带来严重的经济社会负担和其他诸多负面影响，亟需牢固树立并认真践行"大卫生、大健康"理念。应该看到，不管是疾病罹患人群还是健康人群，对于健康的需要都越发迫切而强烈。但是，医疗卫生领域服务的供给数量、结构与质量却还存在不少问题，难以满足人民群众日益增长的健康需要，所以坚持"以人民健康为中心"、推进实现健康优先的目标任重而道远。

[①] 唐钧，李军.健康社会学视角下的整体健康观和健康管理 [J].中国社会科学，2019（8）：130-148，207.

（一）以健康优先的战略设计减缓与日俱增的疾病负担

伴随快速老龄化，中国国民的疾病谱发生改变，逐渐从妇幼卫生问题和传染性疾患向慢性非传染性疾病转变[①]。相应地，人口的疾病负担越来越重，高血压、糖尿病等慢性病发展成为重大疾病或者是成为重大疾病的诱因，使得疾病负担愈重。疾病负担直接体现为生理方面和精神方面的负担：通常而言，生理性疾病在给罹患者带来生理上的病痛体验的同时，也会对心理和情感带来负面影响；而精神性疾病不仅仅给患者精神层面带来困扰，也会引致生理性的病变。由疾病而导致的负担并不局限于病人及家属的生理或心理方面的负担，依照不同标准可划分多种类别：既有经济层面的负担，也有社会层面的负担；既有直接导致的负担，也有间接导致的负担；既有微观层面的负担，也有宏观层面的负担，等等，不一而足，这也恰恰说明了疾病负担影响之广泛与深远。

在诸多疾病负担中，经济负担通常是除病痛之外给人带来的最直接、最主要的负面体验。对于大多数人而言，日常小病的治疗往往在经济支付能力允许的范围内，尚不构成严重的经济负担。而一旦遭遇大病、难治之病就意味着巨额的医疗费用，可能会使病人及其家庭力不从心，即使想方设法支付了相应的医疗费用也会成为"灾难性支出"。没有政府医保报销或社会援助的话，很可能导致"因病致贫""因病返贫""贫困加剧"等连锁反应。疾病的经济负担在宏观层面就表现为卫生总费用占 GDP 的比重，如表 4-1 所示。近年来我

---

① WHO. 中国老龄化与健康国家评估报告 [R]. 日内瓦，2016.

国卫生总费用占当年国内生产总值的比重不断加大，自 2010
年的 4.85% 提高到 2019 年的 6.64%。疾病不但直接导致经济
负担，也会由看病所花费的交通、误工等带来其他间接负担，
尤其是引致劳动效率的降低和健康资本存量的减少，从而对
家庭经济收入和社会经济发展带来不利影响。此外，由疾病
还可能引起心理恐惧、社会歧视、医疗纠纷、报复社会等不
稳定事件的发生。沉重的疾病负担，越发凸显健康的珍贵，
更加说明健康优先战略施行的必要性、紧迫性和重要性。

表 4-1　近年来我国卫生总费用占当年国内生产总值的比重（%）

年份	2010	2011	2012	2013	2014	2015	2016	2017	2018	2019
数值	4.85	4.99	5.22	5.34	5.49	5.95	6.21	6.32	6.43	6.64

数据来源：《2020 中国卫生健康统计年鉴》。

　　不过，与日俱增的疾病负担仅从卫生系统内部解决是
不够的，而应从"社会大系统、国家大战略"的层面，寻
求"现代化、系统化"的解决方案，于是乎健康优先的战略
设计应运而生[①]。消弭疾病负担的根本性方式就是釜底抽薪，
预防疾病，防止小病变成大病。正如富兰克林（Benjamin
Franklin）的名言，"一盎司的预防，胜过一磅的治疗"[②]。疾
病预防的经济效益显而易见。据世界卫生组织（WHO）权

---

① 何传启. 中国健康现代化的路线图 [A]. 科学与现代化，2018（3）：27-
40[C]. 中国科学院中国现代化研究中心，2018（14）.

② Jacalyn L. Bryan, Helen Fox Fields. An ounce of prevention is worth a
pound of cure-shoring up the public health infrastructure to respond to
bioterrorist attacks[J]. *American Journal of Infection Control*，1999，27
（6）：465-467.

威调查显示，达到同样健康标准所需要的预防投入与治疗费、抢救费比例为 1:8.5:100，换言之，预防每多投入 1 元，便可减支治疗费 8.5 元、节约抢救费 100 元[1]。世界卫生组织（WHO）也调查分析了全球主要死因，发现从健康的各种影响因素占比来看：医疗服务仅仅占 8%，遗传因素占 15%，社会环境占 10%，气候、地理因素占 7%，而人的行为和生活方式占比可高达 60%[2]。在公认的人类健康四大基石：合理膳食、科学运动、戒烟限酒和心理平衡中，无一与医疗服务直接相关[3]，而悉数着力于疾病的预防。从实际影响我国居民健康的有害因素来看，抽烟、酗酒行为和高盐、高油、高糖等不健康饮食以及身体运动不足，已经成为慢性病发生和发展的主要行为危险因素，并且这些不健康生活方式仍然比较普遍，至今尚未得到有效控制。[4] 所以，保持健康生活方式被证明是一种最经济、最有效的健康风险应对策略。它不仅能延长人的预期寿命，还有助于提高非疾病状态的生活质量，满足对美好生活的需要[5]。因此，健康优先的战

---

① 李富荣. 抓好预防保健，促进事业发展 [J]. 中外医学研究，2011，9（12）：111.

② 王东进. 全民医保在健康中国战略中的制度性功能和基础性作用（下）[J]. 中国医疗保险，2016（12）：11-13.

③ 1992 年 WHO 发布的《维多利亚宣言》首次提出健康的四大基石，至今仍广为接受。

④ 国务院新闻办就《中国居民营养与慢性病状况报告（2020 年）》有关情况举行发布会 [EB/OL].（2020-12-24）[2021-01-21].www.gov.cn/xinwen/2020/12/24/content_5572983.htm.

⑤ 黄嘉文. 探索促进健康生活方式的政策干预新思路 [N]. 中国社会科学报，2018-05-09（6）.

略设计和推进实施，着眼于预防疾病和促进健康，及时"抓小""抓早""治未病"，这才是消弭与日俱增的疾病负担的根本之策。

（二）以健康优先的价值取向呼应日益强劲的健康需要

随着经济社会发展和收入水平提升，人们的需求层次开始由低层级的生存满足，提高到高层级的尊重、发展需要。消费结构也开始由侧重于低层级的物质生活产品消费，升级到侧重于高层级的品质型、服务型、享受型消费。人民群众对于美好生活的需要日益增长，而在美好生活需要中多元化、多层次的健康需要尤其突出。2018年全国第六次卫生服务统计调查报告显示，反映着居民卫生服务需要的两周患病率自2003年以来持续提高，2003年、2013年、2018年我国居民两周患病率分别为13.7%、19.8%、32.2%，近5年的增长速度明显快于前10年，并且2018年各年龄别的两周患病率相对于2013年都有明显提升①。随着人口老龄化所延伸呈现出来的未富先老、寿而不康、未老先衰等健康人口学特征越发凸显，预计我国居民卫生健康相关的服务需要量还会继续增加。人民群众之所以对于健康的需要非常迫切，乃在于当今社会国民健康现状不容乐观，影响健康的各种要素都受到不同程度的挑战。在慢性病和急性传染病的威力裹挟下，生命的脆弱与人生的无常进一步刺激了人民群众对于健康的认知"觉醒"，愿意关注并维护自身和家人的健康。并

---

① 国家卫生健康委统计信息中心.2018年全国第六次卫生服务统计调查报告 [M]. 北京：人民卫生出版社，2021：28-30.

且，总体而言，人们也具备了一定的经济基础和支付能力。从经济学上讲不但具有"想要"的美好愿望，而且具备"能要"的支付能力，所以"健康需要"（the Want for Health）可以转换为"健康需求"（the Demand for Health）。如表 4-2 所示，21 世纪以来我国城乡居民的医疗保健支出占消费性支出的比重总体上不断加大，城镇居民医疗保健支出占消费性支出的比重从 2000 年的 6.4% 提高到 2018 年的 7.8%，农村居民的这一指标则从 2000 年的 6.2% 提高到 2018 年的 10.2%。

表 4-2　21 世纪以来我国城乡居民的医疗保健支出占消费性支出的比重（%）

年份 城乡	2000	2005	2010	2015	2016	2017	2018
城 镇	6.4	7.6	6.5	6.7	7.1	7.3	7.8
农 村	6.2	6.6	7.4	9.2	9.2	9.7	10.2

数据来源：《2020 中国卫生健康统计年鉴》。

在日益增长的健康需要中，医疗服务需要无疑是传统认识上的重要内容，并且鉴于个人收入水平的提升以及国家医疗保障的几近全人群覆盖，今天大部分中国人的医疗服务支付能力有了一定保障，对于常见疾病的医疗服务需要（the Want for Medical Care）也可以转化为医疗服务需求（the Demand for Medical Care）。例如，早在 2013 年，我国已有近 85% 的医疗服务需要可以转化成为医疗服务的有效需求，医疗服务利用接近发达国家水平：两周患病者选择到医疗机构就诊的比率高达 84.5%，采取自我医疗的比率为 14.1%，未采取任何治疗措施的患者仅有 1.4%；10 年间（2003—2013 年）两周患病医生指导治疗率和住院率明显呈上升趋势，分别由 2003 年的 7.3%、3.6% 增至 2013 年的 20.4%、9.0%[①]。考虑到通常医疗服务需求的收入弹性大于 1，即医疗服务的消费需求增长幅度往往大于个人收入增长幅度。所以我们可以预见近年来在城乡居民收入持续增长的情况下，医疗服务需求将继续保持较高的增长态势。而人口老龄化以及与之伴生的疾病谱转变，则加剧了医疗服务、健康管理和慢性病防治的需求。此外，随着中产阶级的崛起，健康需要也不仅仅局限在医疗卫生服务需要，其他凡是有利于维护和增进健康的影响因素的改善，例如营养美餐、运动健身、休闲娱乐、优美环境等等，都将成为当前和今后一个时期的追求内容。所以，生活水平的提高、健康意识的增强，使得人们对美好生活期盼的内容更加丰富，提出了层次更高、覆盖范围更广的健康需求[②]。这无疑大大拓展了健康需要的内容空间，从疾病的治疗、康复与预防多个环节都可以找出健康优先的发力点，也越发呼唤健康优先的价值定位。

（三）以健康优先的指导原则引领健康服务的供给侧改革

当前，尽管人民群众的健康需要与日俱增，并且也有相当的支付能力将健康需要转化为健康需求，然而在供给侧我国卫生健康的服务仍存在诸多问题。尽管医疗改革已经进入深水区，多年来"看病难""看病贵"等供需失衡矛盾仍然难

---

① 国家卫生计生委统计信息中心 .2013 第五次国家卫生服务调查分析报告 [R]. 北京：国家卫生计生委，2013.

② 申曙光，马颖颖 . 新时代健康中国战略论纲 [J]. 改革，2018（4）：17-28.

以化解，其成效离国人的期待尚有一定距离[①]。按照习近平总书记"树立大卫生、大健康的观念，把以治病为中心转变为以人民健康为中心"的要求[②]，党的十九大提出实施健康中国战略，为人民群众提供全方位全周期健康服务，《"健康中国 2030"规划纲要》也明确提出"立足全人群和全生命周期两个着力点，提供公平可及、系统连续的健康服务，实现更高水平的全民健康"，这些顶层设计为健康优先引领卫生健康服务提供了方向遵循。

第一，建立健全全方位全生命周期的卫生健康服务体系。每个人从出生到死亡无疑都离不开卫生健康服务，并且卫生健康服务的内容也包罗甚广。当今社会已处于"后医疗时代"，影响健康的主要是社会和环境因素，因此增进人们健康的方式不再像 20 世纪前 60 年的"医疗时代"，主要依靠预防性疫苗、抗生素的使用、营养的改善，而关键在于积极预防疾病的发生，培养健康的生活方式[③]。此外，构建整合性健康服务体系已经成为发展趋势，即通过卫生健康体系内不同层级机构间协作，根据人们生命不同阶段的需要提供的健康促进、疾病预防、诊断、治疗、疾病管理、康复和安宁疗护等连续性服务[④]。

然而，目前我国卫生健康服务体系仍不健全，长期以来

---

① 唐钧，李军.健康社会学视角下的整体健康观和健康管理 [J]. 中国社会科学，2019（8）：130-148，207.

② 习近平.把人民健康放在优先发展战略地位努力全方位全周期保障人民健康 [N]. 人民日报，2016-08-21（1）.

③ WHO. Life styles and health[J]. *Social Science and Medicine*，1986（22）：117-124.

④ WHO. Integrated health services—what and why[R].Geneva：2008.

医疗卫生事业存在"重治疗、轻预防"的倾向，医疗机构数量较多、力量较大，但公共卫生机构较少且处于医疗卫生的边缘化地位，基层疾病控制中心、健康教育所等公共卫生机构力量薄弱甚至缺失，2020 年一场新冠肺炎疫情进一步暴露了我国公共卫生预防疾病和突发事件应急管理的短板。事实证明，"以治病为中心"的服务体系对人民健康的维护效果并不理想，反而耗费了太多的医疗卫生资源，甚至导致过度医疗、无效医疗、医闹冲突等不良后果。显然，决不能把"健康中国"建设局限在"医疗中国"。这就要求我国接续推进健康服务供给侧改革，协同构建医、养、护、防一体化的服务体系，尽快补短扩容，适配处在不同生命阶段人口的健康状况、家庭禀赋和经济能力等特征，而提供针对性的服务。以健康管理、疾病预防等服务更好地维护健康人群的健康，以中医药疗养等服务促进亚健康人群状况改善，以疾病治疗和康复护理服务促进疾病人群尽快恢复健康，打造形成涵盖健康、亚健康、疾病、死亡等多阶段、全过程的健康服务供给体系①。与此同时，按照全方位全生命周期服务的要求，还应重点面向老年人口构建综合性卫生保健服务体系，以医防融合为手段构建医院社区一体化的慢性病管理体系，以全民健康覆盖为目标健全健康保障制度体系，以公平可及为目标构建流动人口健康服务覆盖体系②。

　　第二，尽快充实提高卫生健康服务资源。遵循"大卫

---

① 陆杰华，汪斌 . 老龄化社会背景下全生命周期健康服务体系的再建构 [N]. 中国社会科学报，2019-08-09（4）.

② 顾雪非，张美丽，刘小青，等 . 整合型医疗卫生服务体系的构建与治理 [J]. 社会治理，2018（1）：47-55.

生、大健康"的理念，我国卫生健康领域的人力、财力、物力等资源投入虽然有了较大进步，但仍然相对不足，无法满足人民日益增长的卫生健康需要。以护理人员为例，我国近年来采取了诸多措施使得护理人员的普遍短缺状况得到一定缓解，2019年，我国每千人口的执业（助理）医师数、注册护士数分别达到2.77人、3.18人①，尽管超过了中等国家的平均水平，医护比已接近1:1.14，但仍没有达到WHO要求的1:2—1:4，距离西方发达国家的水平更是差之甚远。根据《"健康中国2030"规划纲要》部署，到2030年，我国每千常住人口执业（助理）医师数要达到3.0人，实现每千人拥有社会体育指导员2.3名②。对标卫生健康资源规划的美好愿景，各地要进一步加强医疗和预防的协同整合，研究制订符合本地实际和未来发展的老年康复、护理服务体系专项规划，合理布局老年病医院、老年护理院、康复疗养机构等各类卫生健康机构，加强卫生健康领域人才的培养和配置。

第三，进一步优化提升卫生健康服务的结构和水平。长期以来，我国卫生健康服务似乎存在空间布局上很不均衡的历史惯性，优质卫生健康资源集中到了东部发达地区，中部地区和西部地区力量相对薄弱，农村相对于城市而言卫生健康服务也常常欠发达。以2019年为例，我国三级医院数在东中西部分别为1249家、708家、792家，每千人口执业（助理）医师数在东中西部分别为3.0人、2.5人、2.6人；每千人口执业（助理）医师数城市为农村的2.1倍（城市4.10

① 数据源于《2020中国卫生健康统计年鉴》。

② 中共中央国务院印发《"健康中国2030"规划纲要》[J].中华人民共和国国务院公报，2016（32）：5-20.

人、农村 2.0 人)，每千人口注册护士数城市为农村的 2.6 倍
(城市 5.2 人、农村 2.0 人)，每千人口卫生技术人员数城市
为农村的 2.2 倍 (城市 11.1 人、农村 5 人)[①]。卫生健康服务
的结构性失调，还突出表现在不同层级的医疗机构间的悬
殊，双向转诊功能弱化：三级医院往往集聚了各种优势资源
和强大实力，包括本应由基层医疗机构承担的门诊服务，而
基层医疗机构力量比较薄弱，无论是在医护人员数量还是在
医疗服务水平方面都捉襟见肘，难以满足基层医疗机构的功
能。为提高健康服务的公平性和可及性，在加大医疗卫生资
源投入的同时，更要注重优化医疗卫生资源的结构配置，加
强基层医疗健康机构标准化建设，完善家庭医生签约制和基
层首诊制，推动城乡医疗卫生一体化建设和区域间卫生健康
的协同发展，进一步提高卫生健康服务的水平和质量。

第三节　健康优先的历史逻辑

在我国发展进入中国特色社会主义新时代这一新的历史
方位，建设健康中国作为一项国家战略予以出台实施，且在
经济社会发展中占据着优先地位，于继往开来的历史时空中
演绎了并将继续演绎着坚持和深化健康优先必然之路的内在
逻辑。历史乃现实之源，并可以照鉴未来。现实是正在发生
的历史，在时间的长河中未来也终将成为现实和历史。如
图 4-3 所示，追溯中华民族的悠久历史，不难发现当前我国

---

① 数据源于《2020 中国卫生健康统计年鉴》。

正在大力推行的健康优先战略其实根植于中华文化的优良基因，与传统中医养生文化以及谋求百姓福祉的治理理念一脉相承。

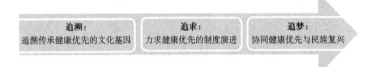

图 4-3　健康优先的历史逻辑生成图谱

一、追溯：传承健康优先的文化基因

中国人民具有敬畏生命、追求健康的悠久历史文化传统，在漫长的社会实践中积累形成了一套涵盖饮食起居、修身养性、运动健身、社会交往等多方面，注重阴阳平衡、积极促进健康、富有民族特色、体系较为完善的养生理论和方法，并对中华民族的血脉传承、健康维护和文化弘扬作出了重要贡献①。故而，追溯起来可以发现我国当前健康优先的战略实施其实深深扎根于贯穿历史时空的深厚文化基因。

（一）健康优先厚植于中医"治未病"的文化基因

健康优先的价值理性的要旨，通俗地表现为老百姓"健康第一"的理念认知，而预防疾病则是实现"健康第一"的最低经济成本的方式。"江河万里总有源，树高千尺也有

---

① 袁廿一，张东献，刘学军. 新时代"健康文化"的概念建构及路径启示——以海南省"健康文化"建设为例 [J]. 江汉大学学报（社会科学版），2019，36（4）：28-35.

根"①。健康优先这一富有中国特色的价值理念亦可找寻到其历史渊源。正如恩格斯所言，"逻辑的方式是唯一适用的方式……历史从哪里开始，思想进程也应当从哪里开始"②。中医的理论发展和实践演进伴随着中华文明脉络的源流和传承，我国致力于"治未病"的传统中医文化自然成为追溯当前健康优先理念的重要的理想化工具。回观博大精深的中医学文化史，不难发现其中不乏沿袭至今依然富有勃勃生机的传统养生之道，现代汉语中匠心独具、形象生动的相关经典词可谓汇俯拾皆是：强调营养保健者，如"既饮旨酒，永锡难老"（源于《诗经》)③；强调心理平衡以养生者，如"见素抱朴，少私寡欲"（源于《道德经》)④、"吹呴呼吸，吐故纳新"（源于《庄子》)⑤；强调运动养生者，如"流水不腐，户枢不蝼"（源于《吕氏春秋》)⑥；强调健康生活方式养生者，如"食饮有节，起居有常，不妄作劳"（源于《黄帝内经》)⑦，等等。可见，以上养生之道共同体现了中医养生文化的一个核心理念——注重"未病先防""防患于未然"。

我国汗牛充栋的中医经典著作，更是对健康优先和养生文化的理念内核做出了形而上的经典注解。例如，《黄帝内经》就明确提出中医"治未病"的理念，《素问·四气调神

---

① 中共中央宣传部.习近平新时代中国特色社会主义思想三十讲[M].北京：学习出版社，2018：17.

② 马克思恩格斯文集：第2卷[M].北京：人民出版社，2009：603.

③ 四书五经[M].第2版.陈成国，点校.长沙：岳麓书社，2002：420.

④ 陈达甫.老子译注[M].上海：上海古籍出版社，1991：44.

⑤ 陈鼓应，注释.庄子今注今译[M].北京：中华书局，1983：393.

⑥ 吕氏春秋[M].张双棣，译注.北京：中华书局，2007：23.

⑦ 黄帝内经[M].谢华，编著.北京：中医古籍出版社，2000：2.

大论》指出"是故圣人不治已病，治未病，不治已乱，治未乱，此之谓也。夫病已成而后药之，乱已成而后治之，譬犹渴而穿井，斗而铸锥，不亦晚乎"①；《灵枢·逆顺》有云"上工，刺其未生者也；其次，刺其未盛者也；其次，刺其已衰者也。下工，刺其方袭者也；与其形之盛者也；与其病之与脉相逆者也。故曰：方其盛也，勿敢毁伤，刺其已衰，事必大昌。故曰：上工治未病，不治已病，此之谓也"②。除了"未病先防"，中医"治未病"理念还包括"既病防变""愈后防复"等内容③，对应的经典论述亦可圈可点，例如《金匮要略》云："见肝之病，知肝传脾，当先实脾"④，《景岳全书·喘促》曰："喘有夙根，遇寒即发，或遇劳即发"⑤。

　　此外，我国古代历史上的一些名医在推进方药、针灸、外科手术的同时，也不断探索推广形而下的具体养生方法和技术。例如，汉末名医华佗十分重视运动健身，创编了一套"五禽戏"；晋代养生家葛洪创编了以"内修"（修心养性）

---

① 黄帝内经 [M]. 谢华，编著. 北京：中医古籍出版社，2000：7.

② 黄帝内经·灵枢 [M]. 张玉萍，编著. 福州：海峡出版发行集团、福建科学技术出版社，2012：108.

③ "未病先防""既病防变""愈后防复"共同构成了中医"治未病"理念三个层面，强调保养身体、培养正气，提高肌体抗邪能力，达到未生病前预防疾病发生、生病后防止进一步发展、疾病痊愈后防止复发的目的。参见：吉良晨. 治未病——中国传统健康文化的核心理念 [J]. 环球中医药，2008（2）：7-8.

④ 陆渊雷. 金匮要略 [M]. 北京：学苑出版社，2008：2.

⑤ 《景岳全书·杂症谟选读》编写点校组. 景岳全书·杂症谟选读 [M]. 重庆：重庆大学出版社，1988：69.

和"外养"（形体锻炼）为主要内容的许多养生术；宋代形成了一套动静结合的八段锦健身术；明清时期的养生家门又创编了"简明八段锦""十二段锦""易筋经十二势""太极拳"，等等①。概言之，中医"治未病"追求"精神内守，真气从之"的健康状态和"正气存内，邪不可干"的疾病预防目的②，实践也充分证明了其治疗的有效性，所以"中医针灸"作为人类中医文化的典型已被列入联合国教科文组织人类非物质文化遗产代表作名录，而中医经典著作《黄帝内经》和《本草纲目》也入选了世界记忆名录③。

（二）悠久宽广的健康文化拓展了健康优先的效力范围

传承着中医"治未病"的文化基因，我们可以对传统健康文化的范畴做出进一步的拓展。一般而言，遵循"文化即人化"的哲学本质，古往今来在人类历史发展进程中所创造出的一切物质财富与精神财富皆可被视为文化④。秉持"大卫生、大健康"的理念以及文化的丰富内涵，所谓的"健康文化"，实际上可以指向于一切有利于增进和维护人的躯体、心理、社会适应等多层面完好状态的行为及其载体，涵盖了与健康相关的思想观念、知识、技能、行为方式、产品、服

①　《健康文化理论研究》课题组.健康文化论[J].河北大学学报（哲学社会科学版），2015，40（1）：63-67，159.

②　吉良晨.治未病——中国传统健康文化的核心理念[J].环球中医药，2008（2）：7-8.

③　中华人民共和国国务院新闻办公室.中国健康事业的发展与人权进步[N].人民日报，2017-09-30（9）.

④　郭湛.作为人之程序和取向的文化[J].哲学研究，2016（9）：112-119，129.

务和管理制度等各个层面的内容，并且其核心要义还在于推动精神层面的健康意识和健康理念，转化为个人实际生活、生产、生态活动中所展现出来的健康素养水平和健康行为规范①。由于人的主观能动性以及文化和健康内涵的广袤性，在人类社会演进发展的过程当中，古往今来凡是卫生健康活动或直接或间接涉及的领域，都可以视为健康文化的涵盖范畴。因此，中国历史悠久、场域宽广的健康文化，不仅局限于前文所述的"治未病"的理念、技术和经典典籍，也包括中医产品、中医服务、中医机构，以及古代民间或官方有关救死扶伤、预防疾病的组织设置和经验做法，甚至还涵盖了生态文明建设等其他领域有利于促进人的健康的方方面面，这也大大拓展了健康优先的效力范围。

以生态文明建设为例，中国儒、道、佛等传统文化中的相关经典论述可谓俯拾皆是，都指向于敬畏生命、尊重自然，实质上也遵循了健康优先。例如，将生命健康置于生态环境中的"天人合一"观，成为中国古代众多学派生态伦理思想的核心理念，经典如庄子所云"天地与我并生，而万物与我同一"②，董仲舒主张"以类合之，天人一也"③，程颢、程颐兄弟甚至提出"天人本无二，不必言合"④。在道家看来，人类包括生命健康在内的自身利益的实现要遵循"道法

① 袁廿一，张东献，刘学军.新时代"健康文化"的概念建构及路径启示——以海南省"健康文化"建设为例 [J].江汉大学学报（社会科学版），2019，36（4）：28-35.

② 庄子·齐物论.曹础基注说 [M].开封：河南大学出版社，2008：104.

③ 孟子.四书五经 [M].北京：中国友谊出版公司，1993：70.

④ 董仲舒.春秋繁露（儒家经典）[M].北京：团结出版社，1997：1180.

自然"的原则，即以"人与自然和谐共生"为前提，"域中
有四大，而人居其一焉。人法地，地法天，天法道，道法自
然"① "道生一，一生二，二生三，三生万物"②，并且反对过于
逐名追利，主张万物平等，"名与身孰亲？身与货孰多？得
与亡孰病？甚爱必大费，多藏必厚亡。知足不辱，知止不
殆，可以长久"③ "以道观之，物无贵贱"④。在对待生命问题
上，儒家更是推行"仁爱万物""天地之大德曰生"⑤ "万物
各得其和而生，各得其养以成""质于爱民，以下至于鸟兽
昆虫莫不爱。不爱，奚足谓仁？"⑥ 此外，墨家"俭而有度"、
佛家"众生平等""勿杀生"等生态伦理思想，也进一步拓展
了健康文化的效力范围，直到今天依然对健康优先在生态文
明建设领域的施行，提供着强劲的文化动力。

　　总之，在悠久的历史传统与宽广的社会实践的交互作用
下，当前具备丰富内涵的健康文化，一方面传承和弘扬了优
秀历史文化，另一方面又在新时期赋予传统文化以鲜明的时
代色彩。例如，我们普遍倡导建立现代医学所倡导的健康生
活方式，即遵循戒烟限酒、营养膳食、科学运动、心理平衡
等健康行为准则，就高度契合了中国传统中医文化的"治未
病"的思想。当然也成为在中医现代化进程中，理应积极借

---

① 阮元校刻.十三经注疏 [M].北京：中华书局，1981：2764.
② 王弼注，楼宇烈校释.老子道德经注 [M].北京：中华书局，2011：
　 120.
③ 陈鼓应.老子·25 章.译注 [M].北京：商务印书馆，2003：241.
④ 阮元校刻.张耿光.庄子全译 [M].贵阳：贵州人民出版社，1991：33.
⑤ 周易·系辞上.崔波注译 [M].郑州：中州古籍出版社，2007：362-386.
⑥ 春秋繁露·仁义法.阎丽译注 [M].哈尔滨：黑龙江人民出版社，2003：
　 147.

鉴的重要指向之一。这也要求立足中国特色社会主义新时代，在坚守民族文化本源、传承民族文化优秀内核的同时，还应以全球的视野和开放的胸怀，积极学习交流、吸纳消化国际上外来的优秀文化，用人类社会长期积累的共同精神财富来构建中国特色的人口健康文化[①]。

（三）健康优先在新时代接续绽放绚丽文化光彩

"不忘历史才能开辟未来，善于继承才能善于创新"[②]。文化的历史性、规范性、渗透性、继承性及趋同性等特征，决定了它对健康影响的无形性、本源性、广泛性及稳定性，可持续作用于全人口全生命周期的方方面面[③]。进入中国特色社会主义新时代，随着人民日益广泛的健康需求的强劲增长，健康优先的推进越发必要而紧迫，与时俱进的传统健康文化在新时期凸显出鲜明的时代色彩，并且从核心层、外延层、附加层等三个层面都绽放出健康优先绚丽光彩。近年来以及今后一个时期《"健康中国 2030"规划纲要》《健康中国行动（2019—2030 年）》的全面实施过程，实际上就是文化的核心层、外延层、附加层等各个层面内外互动、协同发力共同推进健康优先的过程，于"润物细无声"处使得健康优先自然而然成为建设健康中国乃至实现社会主义现代化的重

---

① 张敏才，莫辰. 发展人口健康文化推进健康中国建设 [N]. 中国人口报，2016-06-02（3）.

② 习近平. 把培育和弘扬社会主义核心价值观作为凝魂聚气强基固本的基础工程 [N]. 人民日报，2014-02-26（1）.

③ 卢祖洵，姜润生. 社会医学 [M]. 北京：人民卫生出版社，2013：140-145.

要遵循，尤其是通过潜移默化的形式使健康文化对人们的生活和生活方式的影响更加广泛而深入。

二、追梦：协同推进健康优先与民族复兴

近现代以来，无数中华儿女为实现中华民族的伟大复兴而努力奋斗，当然在此过程中保持身心健康也成为大家的美好愿望，毕竟"身体乃革命本钱"。可以说，民族复兴梦和健康中国梦是相伴而生、相互促进的，特别是进入中国特色社会主义新时代，对于中华民族以及无数中华儿女而言，国家梦想与个人梦想融会统一，健康中国梦和民族复兴梦更实现了相通相融，所以不但应该把健康梦置入复兴梦的总盘子里，并且还要排在优先和突出地位。

（一）中华民族伟大复兴离不开人民健康

毋庸置疑，中华民族的伟大复兴是"五位一体"总体布局各领域、全方位的伟大复兴，社会主义现代化是要实现包括人民健康在内的经济社会全方位的现代化。人民健康是民族复兴的基石，是社会主义现代化强国的重要指标，人民身心健康受到威胁、损害甚至会带来亡国灭种之虞。故而，人民健康这个民族昌盛和国家富强的重要标志，必然贯穿于中华民族伟大复兴的中国梦之中。党的十九大报告提出了我国现代化建设分两阶段"两步走"的战略安排：第一阶段，是从 2020 至 2035 年，立足于全面建成小康社会的坚实基础，经过 15 年的奋斗，基本实现社会主义现代化；第二阶段，规划时间区间是从 2035 年到 21 世纪中叶，在第一阶段即基

本实现现代化的基础上，接续奋斗 15 年，从而把中国建成富强、民主、文明、和谐、美丽的社会主义现代化强国 [①]。在"两步走"实现国家现代化的重要基础条件中，健康现代化是一个必然要求，因为没有健康现代化就没有人的现代化，而没有人的现代化就没有国家的现代化 [②]。所以健康中国建设是中国实现现代化的一个核心目标和重要内容，卫生健康事业始终处于基础性地位，健康优先战略是实现中华民族伟大复兴的基本保障。党的十九届五中全会也明确提出在开启全面建设社会主义现代化国家新征程中，要全面推进健康中国建设，到二〇三五年建成健康中国 [③]。

必须看到，新中国成立之前，尤其是清朝末期以来的一段时间，由于鸦片的吸食成瘾、国家的积贫积弱和战乱的各种消耗，国民健康状况急剧下降，在国际社会横向比较起来我国人均寿命较低，加之道德素质低，卫生习惯差等致使国人被视为尚未开化，中国被西方世界扣上了"东亚病夫"的污蔑性帽子 [④]，中华民族的存续甚至一度受到极大的威胁。新中国成立后，在党和政府的正确领导下，我国综合国力大大提高，人口预期寿命得以大幅度提升。在实现中华

① 习近平. 决胜全面建成小康社会夺取新时代中国特色社会主义伟大胜利——在中国共产党第十九次全国代表大会上的报告 [N]. 人民日报，2017-10-28（1）.

② 何传启. 健康中国：新的生活方式和发展模式 [N]. 中国人口报，2016-11-07（3）.

③ 中共中央关于制定国民经济和社会发展第十四个五年规划和二〇三五年远景目标的建议 [N]. 人民日报，2020-11-04（1）.

④ 支继超. 健康政治：现代国家建构中的疾病治理——理解现代国家建构的新维度 [J]. 学术交流，2020（7）：54-62.

民族伟大复兴的征程中，尤其是进入中国特色社会主义新时代，人民的健康尤其不容忽视。特别是 2020 年全面建成小康社会后，中国将正式迈入健康优先时代，以追求生活质量为中心，要求把健康放在优先发展的战略地位[①]。立足脚下放眼未来，业已实现的全面小康是接下来通往中华民族伟大复兴的第一步，不但"全面小康"这一关口的成功迈过离不开全民健康，在通向中华民族伟大复兴未来征程中直到 21 世纪中叶，即全面实现中国特色社会主义的现代化也离不开全民健康，否则中华民族伟大复兴目标的实现就会受到制约和阻碍。当然，增进和维护人民健康福祉、实现全民健康也是中国共产党全心全意为人民服务和中国政府执政为民的内在逻辑要求。特别是在新时代构建双循环相互促进的新发展格局、面临新冠肺炎疫情等新挑战的背景下，全面推进健康中国建设是关系现代化建设全局的战略任务，是保障人民享有幸福安康生活的内在要求，是维护国家公共安全的重要保障[②]。总之，实现全人口全生命周期的健康，才能为经济社会建设提供人力人才资源的支撑和生产效率的保障，才能规避因人口疾患造成不必要的损失，以及避免类似 2003 年 SARS 和 2020 年新冠肺炎引发的疫情危机波及民族复兴的进程。前车之覆后车之鉴，这在中国乃至人类社会发展的历史长河中都有不少经验和教训可资借鉴。"一部人类文明史可以说是人类同瘟疫斗争的历史。天花、鼠疫、出血热等重

---

① 何传启.中国健康现代化的路线图 [A].科学与现代化，2018（3）：27-40[C].中国科学院中国现代化研究中心，2018（14）.

② 孙春兰.全面推进健康中国建设 [N].人民日报，2020-11-27（6）.

大疾病都造成了骇人听闻的致死人数和巨大的破坏"①。

（二）为全球健康治理贡献中国智慧和中国力量

"中国应当对于人类有较大的贡献。而这种贡献在过去一个长时期内，则是太少了，这使我们感到惭愧"②。进入中国特色社会主义新时代，我国完全应该，当然也有条件、有能力在卫生健康领域对人类发展做出更大的贡献。作为世界上人口最多的发展中国家，坚持和深化健康优先，不仅可以直接提升中国人民的整体健康水平，继而为全人类的健康做出 14 亿多中国人的巨大贡献，也完全有利于以全球第二大经济体的综合实力，带动健康产业和健康事业的可持续发展，从而为加强全球健康治理、推进人类命运共同体建设贡献出中国力量和中国担当。

中国人民的健康水平提升已经并将继续为全人类做出巨大贡献。众所周知，人均预期寿命、孕产妇死亡率和婴儿死亡率通常是国际上衡量一国或地区居民健康水平常用的 3 个主要指标。新中国成立 70 年来（1949—2019 年），我国人口规模由 5.4 亿增长至 14 亿，人均预期寿命由 35 岁增长至 77.3 岁，孕产妇死亡率由 1500/10 万下降至 17.8/10 万，婴儿死亡率由 200‰下降至 5.6‰，主要健康指标总体上优于中高收入国家平均水平，提前实现了联合国千年发展目

---

① 习近平. 构建起强大的公共卫生体系，为维护人民健康提供有力保障 [EB/OL]. （2020-09-15）[2021-01-12].http∶//www.qstheory.cn/dukan/qs/2020-09/15/c_1126493739.htm.

② 毛泽东. 纪念孙中山先生 [J]. 中华人民共和国国务院公报，1956（41）：1047.

标①。坚持和深化健康优先，相关健康指标将持续改善，根据《"健康中国 2030"规划纲要》，到 2030 年我国人均预期寿命将达到 79.0 岁，孕产妇死亡率下降至 12.0/10 万，婴儿死亡率下降至 5.0‰，并且人均健康预期寿命显著提高，从而为全人类持续做出更大贡献②。

　　健康优先势必持续带动健康产业和健康事业发展。健康产业属于服务业的重要组成，中国的健康产业目前尚处于起步阶段。我国服务业的 GDP 占比 2015 年才首次超过 50%达到 50.8%，近几年虽继续提升，2020 年升到 54.5%③，但美国服务业占 GDP 的比重在 2016 年就已经高达 77.4%④。可见，我国服务业的转型升级空间巨大，而健康服务和健康产业是唯一不服从边际效用递减的产业，且具有产业链长、规模大、涵盖面广的特点⑤，兼具经济效应、健康效应、政治效应、社会效应，加之我国世界第二大经济体的地位、市场和产业链优势，施行健康优先无疑可以进一步推动全球健康产业的蓬勃发展。与此同时，目前我国城乡二元体制下碎片化的制度和管理体系带来了较大的健康不公平，坚持健康优先所同步推动的体制机制创新，以及政府、市场、社会不同主体在不同层级不同领域的地位和功能的厘清和释放，势必为推动健康事业的可持续发展提供中国方案和中国模式。

① 数据源于《2020 中国卫生健康统计年鉴》。

② 中共中央国务院印发《"健康中国 2030"规划纲要》[J]. 中华人民共和国国务院公报，2016（32）：5-20.

③ 数据源于国家统计局年度数据库。

④ 数据源于世界银行 WDI 数据库。

⑤ 刘国恩. 健康中国战略是中国转型升级的必然选择 [N]. 中国社会科学报，2016-10-20（1）.

坚持和深化健康优先将进一步提升中国在全球健康治理中的话语权和软实力。健康是全人类美好生活的重要内容和共同愿景，健康优先不仅具有中国特色，也兼具人类普世价值和意义。在全球一体化趋势下，健康的决定因素由国内延伸到国际，健康也被纳入人类发展视野和联合国2030可持续发展议程。全球健康问题一体化、健康威胁因素多样化、健康资源利用不合理等问题，需要各国各方的智慧和力量共同应对。而中国作为世界第一人口大国面临着与其他国家类似的或者说共性的健康挑战，我国秉持健康优先将有利于树立特定区域卫生健康治理的良好典范，从而提升在全球健康治理领域的国际话语权[①]。尤其在新冠肺炎疫情防控阻击战的伟大斗争中，中国不仅以最全面、最迅速、最严格、最积极的抗疫防控措施为世界赢得了宝贵的防备疫情时间，还明确提出打造人类卫生健康共同体的国际合作倡议[②]。我们相信，经过理论深化和实践探索，健康优先在形成具有中国特色模式的同时必然对发展中国家和发达国家提供一定的借鉴，假以时日也注定会为全球健康治理贡献出中国智慧和中国力量。

---

① 胡雯. 健康中国战略与全球健康治理双向互动 [N]. 中国社会科学报，2019-07-25（1）.

② 刘恩东. 打造人类卫生健康共同体的时代价值 [N]. 学习时报，2020-03-27（1）.

第五章
健康优先的治理框架

现代化实践是理论创新的源泉，先进理论则是现代化实践的指导，以人民为中心的发展思想为推进国家治理体系和治理能力现代化提供了重要的思想指引①。我国今后施行和实现健康优先亦循此规律。立足新时代新的历史方位，接下来应秉持以人民健康为中心的理念，结合社会主义现代化和健康中国的愿景遵循，坚持目标导向、需求导向、问题导向，构建健康优先的系统性治理框架，实现中国化的"将健康融入所有政策"。在总体治理方面，可以基于目标管理法和层次分析法，瞄准全面建成小康社会后分两阶段实现社会主义现代化的宏伟目标，遵循《中华人民共和国基本医疗卫生与健康促进法》《中华人民共和国国民经济和社会发展第十四个五年规划和 2035 年远景目标纲要》，重点结合《"健康中国 2030"规划纲要》《健康中国行动（2019—2030 年）》等健康中国建设有关文件，建立健全将健康有效融入"五位一体"总体布局中的"每一位"领域的治理体系，协同构建健康优先的科学治理框架，提出经济建设健康优先战略、政治建设健康优先战略、文化建设健康优先战略、社会建设健康优先战略、生态文明建设健康优先战略等五个子战略作为主要推进机制，并且在各个子战略下安排若干重点工程作为

---

① 胡琦.以人民为中心的发展思想与国家治理现代化 [J].重庆理工大学学报（社会科学），2018，32（10）：143-150.

重要支撑。在具体治理方面，秉持"大卫生、大健康"的理念，可统筹宏观顶层设计（战略、法律、制度等）、中观集结平台（政策、城市、行业等）、微观健康细胞（社区、学校、企业、家庭等），全面加强宏观、中观、微观各层面、各主体健康优先的治理能力，并在具体治理的动态评价中因应生发实操性、针对性的政策措施。

第一节　健康优先的愿景遵循

2017 年党的十九大做出了"人民健康是民族昌盛和国家富强的重要标志"的论断和"实施健康中国战略"的部署[①]，2020 年党的十九届五中全会提出接下来要全面推进健康中国建设，到二〇三五年建成健康中国[②]，2021 年《中华人民共和国国民经济和社会发展第十四个五年规划和 2035 年远景目标纲要》做出了进一步部署。基于此，在中国特色社会主义新时代，构建健康优先的治理框架，首先要将健康优先置放于民族和国家的宏伟目标愿景中予以考虑。健康离不开经济社会发展的支持，也是经济社会大局中的重要组成部分，社会主义现代化的宏伟目标任务无疑为健康优先的治理框架构建提供了根本性的方向遵循。而建设健康中国的相关

---

① 习近平. 决胜全面建成小康社会，夺取新时代中国特色社会主义伟大胜利——在中国共产党第十九次全国代表大会上的报告 [N]. 人民日报，2017-10-28（1）.

② 中共中央关于制定国民经济和社会发展第十四个五年规划和二〇三五年远景目标的建议 [N]. 人民日报，2020-11-04（1）.

战略、专项规划及行动方案等，则将为健康优先的治理框架构建提供专门性的具体指引。

一、社会主义现代化的宏伟目标要求

（一）新时代分两步走实现社会主义现代化

近代以来中华民族的最伟大梦想便是实现民族复兴，中国共产党自成立之日起便义无反顾地肩负起这一历史使命并不懈奋斗，尤其是改革开放之后对我国社会主义现代化建设作出了"三步走"的战略部署①。经过全国上下的长期努力，前两步的目标任务即人民温饱问题解决、生活总体上达到小康均已提前实现，而实现社会主义现代化和中华民族伟大复兴则成为新时代坚持和发展中国特色社会主义的总任务。

在建设中国特色社会主义的新时代，结合新的国际国内形势和条件，中国共产党又对接下来的社会主义现代化作出了新的战略安排。党的十九大明确了新时代分两步走实现现代化的战略目标："第一个阶段，从二〇二〇年到二〇三五年，在全面建成小康社会的基础上，再奋斗十五年，基本实现社会主义现代化"，"第二个阶段，从二〇三五年到本世纪中叶，在基本实现现代化的基础上，再奋斗十五年，把我国建成富强民主文明和谐美丽的社会主义现代化强国"；届

---

① "三步走"的发展战略，即通过国民经济翻番地增长，第一步，到1990年，解决温饱问题；第二步，到20世纪末实现小康；第三步，到21世纪中叶，达到中等发达国家水平。参见：杨胜群．邓小平提出"三步走"发展战略 [EB/OL].（2019-03-07）[2021-01-12]. http：//cpc.people.com.cn/n1/2019/0307/c69113-30961722.html.

时，社会主义现代化的盛景将会实现："物质文明、政治文明、精神文明、社会文明、生态文明全面提升，实现国家治理体系和治理能力现代化，成为综合国力和国际影响力领先的国家，全体人民共同富裕基本实现，人民享有更加幸福安康的生活，中华民族以更加昂扬的姿态屹立于世界民族之林"。[①] 可见，本世纪中叶社会主义现代化的宏伟目标要求实现的是"五位一体"总体布局的全面现代化，涵盖了国家、人民、民族的多重维度考量，对照"大卫生、大健康"理念，这无疑为推进健康优先提供了根本性的方向遵循。

（二）实现社会主义现代化要求健康优先现代化

人民是历史创造的主体，人民群众的健康是社会主义现代化的必要条件，也是社会主义现代化的主要出发点和落脚点。并且，社会主义现代化的实现，显然也离不开全民健康，离不开人的全面发展的现代化，离不开健康治理的现代化，把健康摆在优先发展的战略地位自然成为实现社会主义现代化的基本前提和保障。

实际上从社会主义现代化的愿景中也可窥见健康优先现代化的内在逻辑。其一，"我国物质文明、政治文明、精神文明、社会文明、生态文明将全面提升"，要求卫生健康融入"五位一体"总体布局的程度明显提高，人的全面发展和全方位健康的维护相得益彰。其二，"实现国家治理体系和治理能力现代化"，要求卫生健康领域的治理体系和治

---

① 习近平. 决胜全面建成小康社会，夺取新时代中国特色社会主义伟大胜利——在中国共产党第十九次全国代表大会上的报告 [N]. 人民日报，2017-10-28（1）.

理能力也要实现现代化，并且由于人在生产要素中的能动
性和健康的基础性作用，卫生健康治理应该率先实现现代
化。其三，"成为综合国力和国际影响力领先的国家"，要
求我国卫生健康领域的实力和影响力在国际上领先，人民
的健康资本、健康素养水平和人均预期寿命达到发达国家
水平，积极构建人类卫生健康共同体，协同打造健康丝绸
之路，为全球卫生健康治理提供中国智慧和中国方案，贡
献中国力量和中国担当。其四，"全体人民共同富裕基本实
现"，要求健康不公平因素尤其是影响健康的收入不平等问
题基本消除。其五，"我国人民将享有更加幸福安康的生
活"，意味着全民健康的实现水平更高，人民的生命质量维
持在高水平。其六，"中华民族将以更加昂扬的姿态屹立于
世界民族之林"，意味着中国人口更加健康长寿，中华民族
健康素质全面提升，人口素质、劳动效率、创新能力和综
合竞争力居于世界前列。

二、健康中国：战略、规划及行动

自 2015 年 10 月推进健康中国建设正式写入党的十八
届五中全会公报 ①，国家先后发布了《"健康中国 2030"规
划纲要》《健康中国行动（2019—2030 年）》等文件，并且
2017 年 10 月党的十九大报告明确提出"实施健康中国战
略"，有关健康中国的战略、规划及行动全景式地展现了我

---

① 中国共产党第十八届中央委员会第五次全体会议公报 [N].[J]. 求是，
2015（21）：3-7.

国中长期健康中国建设的具体愿景，描绘了未来 10 多年健康中国建设尤其是疾病预防和健康促进等重点工作的时间表、任务书和路线图。如果说社会主义现代化的宏伟目标任务为健康优先的治理框架构建提供了根本性的方向遵循的话，那么建设健康中国的相关战略、专项规划及行动方案，则为健康优先的治理框架构建提供权威性、专门性的具体指引。

（一）健康中国战略为健康优先提供方向引领

众所周知，近年来建设健康中国上升为国家战略，健康越来越受到政府、社会和普通民众的重视。诚如习近平总书记指出的那样，"要把人民健康放在优先发展的战略地位"[①]。如前文所述，我国改革开放以来先后提出了教育优先发展战略、人才优先发展战略、就业优先发展战略，健康优先直面我国人力人才资源，着眼人的健康这一需求的基础性和高层次维度，实际上可以视为对人力资本投资的优化升级，是我国进入新时代对人力资本理论的深度遵循和极致化运用，直接面向优先维护和增进人的健康资本存量这一现实命题。国家人力资本与健康优先的耦合需要新的顶层设计的支撑，而健康中国战略的出台和实施正好可以提供方向性引领作用，后续施行的健康中国的规划纲要、行动安排以及二〇三五年建成健康中国的目标设定，实际上是健康中国战略的持续深化与拓展，也为健康优先提供了重点任务遵循和

[①]　习近平. 把人民健康放在优先发展战略地位努力全方位全周期保障人民健康 [N]. 人民日报，2016-08-21（1）.

主要行动抓手。

（二）《"健康中国 2030"规划纲要》为健康优先提供任务遵循

2016 年 10 月，作为阐明健康中国的战略目标和建设任务的纲领性文件，《"健康中国 2030"规划纲要》致力于到 2050 年建成与社会主义现代化国家相适应的健康国家的远期目标，重点规划了到 2030 年力促"主要健康指标进入高收入国家行列"的具体目标任务："一是人民健康水平持续提升。人民身体素质明显增强，2030 年人均预期寿命达到 79.0 岁，人均健康预期寿命显著提高；二是主要健康危险因素得到有效控制。全民健康素养大幅提高，健康生活方式得到全面普及，有利于健康的生产生活环境基本形成，食品药品安全得到有效保障，消除一批重大疾病危害；三是健康服务能力大幅提升。优质高效的整合型医疗卫生服务体系和完善的全民健身公共服务体系全面建立，健康保障体系进一步完善，健康科技创新整体实力位居世界前列，健康服务质量和水平明显提高。四是健康产业规模显著扩大。建立起体系完整、结构优化的健康产业体系，形成一批具有较强创新能力和国际竞争力的大型企业，成为国民经济支柱性产业。五是促进健康的制度体系更加完善。有利于健康的政策法律法规体系进一步健全，健康领域治理体系和治理能力基本实现现代化"。① 可见，《"健康中国 2030"规划纲要》为施行和实

① 中共中央　国务院印发《"健康中国 2030"规划纲要》[J]. 中华人民共和国国务院公报，2016（32）：5-20.

现健康优先提供了具体的任务遵循，部署安排了主要健康危险因素控制、健康服务能力提升、健康产业发展、健康促进制度体系的完善等四个方面的工作重心和具体着力点。

（三）《健康中国行动（2019—2030 年）》为健康优先提供行动抓手

与《"健康中国 2030"规划纲要》相呼应，2019 年 7 月国务院发布《健康中国行动（2019—2030 年）》，设定了 2022 年、2030 年两个阶段性的总体目标："到 2022 年，覆盖经济社会各相关领域的健康促进政策体系基本建立，全民健康素养水平稳步提高，健康生活方式加快推广，心脑血管疾病、癌症、慢性呼吸系统疾病、糖尿病等重大慢性病发病率上升趋势得到遏制，重点传染病、严重精神障碍、地方病、职业病得到有效防控，致残和死亡风险逐步降低，重点人群健康状况显著改善。到 2030 年，全民健康素养水平大幅提升，健康生活方式基本普及，居民主要健康影响因素得到有效控制，因重大慢性病导致的过早死亡率明显降低，人均健康预期寿命得到较大提高，居民主要健康指标水平进入高收入国家行列，健康公平基本实现，实现《"健康中国 2030"规划纲要》有关目标"[1]。并且，在进一步细化《"健康中国 2030"规划纲要》的实施步骤和目标任务的同时，《健康中国行动（2019—2030 年）》还重点安排了全方位干预健康影响因素、维护全生命周期健康、防控重大疾病等三大领

---

[1]　健康中国行动（2019—2030 年）[EB/OL].（2019-07-15）[2021-02-10]. http://www.gov.cn/xinwen/2019-07/15/content_5409694.htm.

域的 15 项重大行动：全方位干预健康影响因素的专项行动
具体包括健康知识普及行动、合理膳食行动、全民健身行
动、控烟行动、心理健康促进行动、健康环境促进行动；维
护全生命周期健康的专项行动具体包括妇幼健康促进行动、
中小学健康促进行动、职业健康保护行动、老年健康促进行
动；防控重大疾病的专项行动具体包括心脑血管疾病防治行
动、癌症防治行动、慢性呼吸系统疾病防治行动、糖尿病防
治行动、传染病及地方病防治行动，这无疑为健康优先的施
行和实现提供了具体的行动抓手。

第二节 健康优先融入"五位一体" 总体布局的系统治理

在中国特色社会主义新时代，推进健康优先的系统治
理，就是要秉持"大卫生、大健康"的理念，逐步融会中国
特色社会主义事业"五位一体"总体布局，集成各领域优先
维护和增进健康的资源优势和制度创新，实现"将健康融入
所有政策"的中国化，形成健康优先与"五位一体"总体布
局相互促进、协同发展的良性治理格局。

一、将健康优先融入"五位一体"总体布局

（一）中国特色社会主义事业总体布局："五位一体"

中国特色社会主义事业的战略布局经历了不断变迁的历
程。在改革开放初期邓小平著名的"两手论"（一手抓物质

文明、一手抓精神文明）的基础上，1997 年党的十三大正式提出经济、政治、文化"三位一体"战略布局；随着经济发展、社会环境和人民需求变化，2007 年党的十七大进一步明确将和谐社会建设纳入基本纲领；2012 年党的十八大报告又创新性地提出了生态文明建设。所以，经过长期的实践探索，我国改革开放后的战略布局经由最初的经济建设、文化建设两手抓，不断增添新的内容，先后揉进了政治建设、社会建设、生态文明建设，并最终形成了当前正在深度遵循和全力推进的中国特色社会主义事业"五位一体"的总体布局。

从实践历程来看，作为建设中国特色社会主义的总体布局，"五位一体"于 2012 年在党的十八大报告首次系统阐释和正式提出，涵盖了经济建设、政治建设、文化建设、社会建设、生态文明建设五大领域，并将五大领域视为一个整体予以协同推进，致力于实现以人为本、全面协调可持续的科学发展[①]。2017 年党的十九大报告提出习近平新时代中国特色社会主义思想，并就新时代统筹推进"五位一体"总体布局的战略目标进行了全面部署。可见，"五位一体"总体布局是中国共产党基于国家宏观战略高度，结合长期以来的中国特色社会主义实践探索，依据现有国情和时代变化与时俱进而形成的创新成果，任何国家级战略部署都脱离不了这个总框架[②]，显然，推进健康优先、实施健康中国战略亦不

---

① 胡锦涛 . 坚定不移沿着中国特色社会主义道路前进为全面建成小康社会而奋斗 [N]. 人民日报，2012-11-18（1）.

② 朱卫东，张超，吴勇 . 大数据与"五位一体"的国家战略应用布局 [J]. 毛泽东邓小平理论研究，2017（3）：8-14，108.

例外。中国特色社会主义事业总体布局是"五位一体",这就是新时代中国最大的安排,所有的政策都离不开"五位一体"总体布局的依托。因此,将健康优先融入"五位一体"总体布局是新时代必须探讨的健康治理命题。

（二）将健康优先融入"五位一体"总体布局的逻辑依据

"将健康融入所有政策"是健康优先融入"五位一体"总体布局的主要理论依据。秉持"大卫生、大健康"的理念,基于健康的影响因素的广泛性,"将健康融入所有政策"成为当前国际上健康治理的通行指导原则。在中国推进健康优先,就要借鉴国际上的普适性做法,同时结合我国实际情况,实现"将健康融入所有政策"的中国化。毕竟,作为中国特色社会主义事业的战略安排,具有创新性、传承性和创新性的"五位一体"总体布局涵盖了包括卫生健康在内的中国经济社会的各个领域,在横向空间序列中具有必然的共时性。而经济社会各个领域运行都涉及顶层设计和政策调控,通过"将健康融入所有政策"以及融入过程和结果的中国化从而实现健康优先,必然要求将健康优先与"五位一体"总体布局有机融合。

健康优先的愿景遵循也要求把健康优先融入"五位一体"总体布局。健康离不开经济社会发展的支持,也是经济社会大局中的重要组成部分,社会主义现代化宏伟目标要求将为健康优先的治理框架构建提供根本方向性的遵循。"到新中国成立一百年时,基本实现现代化,把我国建成社会主义现代化国家"这一社会主义现代化的宏伟目标,其实就内在地要求"五位"一体化地全面实现现代化,其中"每一位"建设不管是经济建设、政治建设，还是文化建设、社会建设、生态文明建设都要实现现代化，而健康与"每一位"建设都息息相关，当然也就包括优先推进实现健康领域的现代化。而健康中国相关的战略、专项规划及行动将为健康优先的治理框架构建提供具体性的指引。故而，无论是社会主义现代化的宏伟目标愿景，还是健康中国领域中长期具体目标愿景，都要求将健康优先融入"五位一体"总体布局。总之，将健康优先融入"五位一体"总体布局的有着时间维度和空间维度的基本的内在逻辑。

二、健康优先融入"五位"建设的主要机制和重点工程

目前，诸多健康治理的研究更多地面向经济建设、政治建设、文化建设、社会建设、生态文明建设中某一领域的具体问题，而上升到国家战略、统筹谋划健康优先融入"五位一体"总体布局的系统性研究则比较匮乏。作为战略性文件和指导性纲领，健康中国的专项规划及行动方案为健康优先融入"五位一体"总体布局提供了重要参考，但遗憾的是相关政策文件并未能给出具体而明晰的应用布局，这可能会导致执行层面难以厘清健康优先与"五位一体"总体布局之间的相互关系进而降低健康相关政策的执行效果和执行效率。

在中国特色社会主义事业总体布局中，"一体"是"五位"的统一安排和生成总体，"五位"则是"一体"的不同领域和构成部分。我们可以将健康优先与"五位"建设相融合，坚持目标导向、需求导向、问题导向，根据健康优先在

我国目前"五位"建设当中各个领域中正遭遇的问题、挑战以及下一步需要改进的着力点，重点结合《"健康中国2030"规划纲要》和《健康中国行动（2019—2030年）》，借此分析和构建健康优先融入"五位"建设的主要机制安排和重点工程布局，如此一来既站位到一定的战略高度探求相应融入机制，又力求战略实施中重点工程的可操作性。把握健康优先融入"五位"建设的主要机制和重点工程，应统筹考虑，突出重点，凝聚共识，稳步推进，主要包括五个子战略：一是实施经济建设健康优先战略，构建高质量健康经济；二是实施政治建设健康优先战略，实现现代化健康治理；三是实施文化建设健康优先战略，推进健康文化大繁荣；四是实施社会建设健康优先战略，构建全方位健康社会；五是实施生态文明建设健康优先战略，推进健康环境全覆盖。当然，每个子战略下又安排若干重点工程作为重要支撑。

（一）实施经济建设健康优先战略，构建高质量健康经济

经济建设是"五位一体"总体布局中的根本，为推进健康优先奠定着不可或缺的物质基础。

第一，实施健康生产促进工程。其核心要义在于加强劳动保护，促进职业人群健康。劳动力要素是生产要素的重要组成部分，并且在生产要素组合中起着能动性的作用。我国是世界上第一人口大国和劳动人口最多的国家，在职业安全和职业健康面临挑战、备受关注的当下，尤其不容忽视劳动者的健康。而加强劳动保护、促进职业人群健康，则需要政府、用人单位和劳动者个人三方共同努力：

（1）对于政府而言，既要为职业病防治提供更有力的体制机制支撑，例如及时研究修订《中华人民共和国职业病防治法》等法律法规，制定完善必要的部门规章，加强职业健康监管体系和执法队伍建设，建立统一、高效的监督执法信息管理机制；又要加强技术支持和业务指导，研发、推广利于职业健康的新技术、新工艺、新设备、新材料，按照区域覆盖、合力配置的原则加强职业病防治机构建设和技术支撑，指导开展健康企业建设以形成预防防治尘肺病等传统职业病和工作压力、肌肉骨骼疾病等新职业病危害的长效机制。

（2）对于一般性的用人单位而言，应依法与劳动者签订并履行劳动合同，提供卫生、绿色、舒适、人性化的工作环境，创造条件适当以及符合标准的医务室以及免费测量血压、体重、身高等健康指标的设施，建立工间操、健身、评选"健康达人"、职工年度健康体检活动、心理健康管理与服务等与劳动者健康相关的制度，积极开展健康教育，形成健康的单位文化。产生职业病危害的用人单位还要加强职业病危害项目的申报、监测和评价，常态化设置醒目的警示，并建立健全职业病防治管理责任体系。

（3）对于劳动者个人而言，要树立健康意识和法律意识，加强劳动过程防护和应急处置训练，掌握健康保护知识和技能，养成健康工作方式，争做"健康达人"。

第二，实施健康产业提升工程。"大卫生、大健康"理念下，健康产业涵盖了三次产业领域，培育提升健康产业可以通过产业链的向前或向后追溯进一步优化产业结构。遵循《"健康中国2030"规划纲要》的部署，可从优化多元办医格局、发展健康服务新业态、积极发展健身休闲运动产业、促进医药产业发展等几个方面着力加强健康产业的培育：

（1）优化多元办医格局，既要优先支持社会力量调动其参与举办非营利性医疗机构的积极性，也要面向医务人员主体鼓励医师多点执业、退休医师到基层医疗机构执业或开设工作室。

（2）创新发展健康服务新业态，就要推进健康与其他行业融合形成新的供给点，例如与食品融合打造食品药品产业，与文化融合打造健康文化产业，与旅游融合打造健康旅游产业，与养老融合打造医养结合产业，与互联网融合打造互联网医疗产业等，从而形成具有规模效应、能够良性循环的健康服务产业集群。

（3）积极发展健身休闲运动产业，瞄准全民健身、科学运动的需求，进一步优化市场环境，尽快培育多元多样主体，以北京冬奥会、冬残奥会及杭州亚运会等为契机，加快当地资源优势的整合与开发，推广普及冰雪、山地、水上、汽摩、航空、极限、马术等健身休闲运动项目，配套发展体育医疗康复产业，引领和刺激新的消费热点。

（4）促进医药产业高质量发展，在不断建立健全政产学研用协同创新体系的同时，进一步加强医药和医疗器械的技术创新，积极促进中医药传承创新，大力推动专业性医药园区和医疗健康服务贸易发展。

第三，实施促进共同富裕工程。优化收入分配、促进共同富裕，可以为健康经济的发展提供进一步的支撑。在当今社会，经济因素是健康的影响因素中的基础性因素，经济基础直接决定了卫生健康资源的投入以及对医疗卫生服务的购买力。个人和家庭间的绝对收入分配差距，意味着卫生健康资源的投入以及医疗卫生服务的购买力的差异，而绝对收入分配差距引发的相对剥夺感则进一步加剧了这种差异。当前，我国居民收入分配差异较大，在个体之间、行业之间、区域之间、城乡之间存在明显差异。正如李克强总理指出，"作为一个人口众多的发展中国家，2019 年中国人均年收入 3 万元人民币，但是有 6 亿人每个月的收入也就 1000 元，1000 元在一个中等城市可能租房都困难，疫情之下更为艰难，疫情过后民生为要"①。可见，我国 14 亿多人口当中有近一半人口收入水平低下，高收入群体相对而言只是少数。其实，不管新冠肺炎疫情期间还是在平时，低收入对健康的风险冲击都不容忽视。下一步，要优化收入分配，初次分配注重公平、再分配更加注重公平，配套安排好三次分配，调低高收入群体收入水平、提高低收入群体收入水平、扩大中等收入群体规模，为熨平风险因素对个体健康的影响提供坚实的经济支撑。如此一来，既可以为实现经济高质量发展提供健康资本，又有助于健康服务的消费和健康产业的发展。

（二）实施政治建设健康优先战略，实现现代化健康治理

政治建设是"五位一体"总体布局中的保证，为推进健康优先提供方向引领和权力保证。中国共产党是最高政治领导力量，民心是最大的政治，这是政治建设中的两个关

---

① 国务院总理李克强回答中外记者提问（实录全文）[EB/OL].（2020-05-28）[2021-02-10]. http：//cpc.people.com.cn/n1/2020/0528/c64094-31727942.html.

键点。

第一，实施健康优先组织领导工程。推进健康优先，必须先行加强和改善对卫生健康的组织领导，主要体现为：

（1）增强对健康优先的承诺和倡导。中国共产党的初心和使命就在于为人民谋幸福，我国政府施政的根本遵循和取向就是执政为民，所以优先维护和增进人民健康理应成为各级党委和政府的庄严承诺，下一步要持续加强政治倡导和承诺的兑现。

（2）建立完善健康优先的领导体制和工作机制。中国特色社会主义制度的最大优势就在于党的领导，加强和改善党的领导也可以为施行健康优先提供坚强组织保障。健康优先涉及全局方方面面，需要推进跨部门合作、建立统一战线、共建共治共享，必须建立健全党政主要领导牵头协调的领导体制和工作机制。建议可以依托传承已久的爱国卫生运动委员会和新设立的健康中国行动推进委员会，设立健康优先委员会，领导健康优先融入"五位一体"所有政策领域，尤其重点审议重大项目、重大政策、重大工程和重要工作的健康融入情况。

（3）在领导干部绩效考核中加大卫生健康指标的权重。一分部署，九分落实。在我国当前的政治体制下，推动工作必须发挥绩效考评的指挥棒的导向作用。转变唯 GDP 论的惯性，将主要卫生健康指标纳入各级党委和政府主要领导的考核指标，并尽快同步建立常态化的监测评价机制，通过加大对领导干部卫生健康绩效的考核问责倒逼健康优先工作的推进。

第二，实施卫生健康服务提升工程。在政治建设中坚持健康优先，尤其要求充分发挥政府的公共卫生服务职能，持续推进健康服务供给侧改革，在政府主导下优化提升卫生健康的服务能力和水平，主要体现为：

（1）进一步加强公共卫生机构建设。针对新冠肺炎疫情暴露出来的公共卫生和疾病预防短板，加快公共卫生和疾病控制相关机构、人员、经费和机制的建设进程，完善计划生育服务管理，推进更高水平的基本公共卫生服务均等化，力求能够及时有效地防控重大传染病。

（2）改革推进医疗服务提质增效。将三医联动改革向纵深推进，全面构建体系完备、分工明确、功能互补、密切协作、运行高效的整合型医疗卫生服务体系，建立健全专业公共卫生机构、综合和专科医院、基层医疗卫生机构相互协同的重大疾病防控机制，实现慢性病防、治、管融合发展。探索建立与国际接轨、体现中国特色的医疗质量管控体系，进一步提升医疗服务水平和质量。

（3）建立健康信息化服务体系。构建统一权威、互联互通的全国性人口健康信息平台，重点着眼于健康医疗大数据的应用，推进实现集预防、治疗、康复和自主健康管理于一体的覆盖全生命周期的国民健康信息服务，提升智慧健康医疗便民惠民服务水平。

（4）充分发挥中医药治未病的效力。健全覆盖城乡的中医医疗保健服务体系，加强中西医结合，将中医药优势与健康管理相结合，推进中医药继承创新，充分彰显中医药在"治未病"中的主导作用、在重大疾病治疗中的协同作用、在疾病康复中的核心作用。

第三，实施卫生健康法治建设工程。法治建设是推进健康优先融入政治建设的重要内容，健全规范的法治能够为健康优先的可持续发展提供强有力的制度支持和法治保障。卫生健康法治建设工程涵盖科学立法、严格执法、公正司法、全民守法等过程，主要体现为：

（1）建立健全卫生健康领域的法治体系。目前我国已经颁布了《基本医疗和健康促进法》以及中医药法、突发事件应对法、生物安全法等法律，为卫生健康领域奠定了母法和专门法，但公共卫生法律体系仍不健全，主要侧重微观技术层面，部门立法和管理型立法特征明显，立法碎片化问题突出 [①]。下一步要加强重点领域法律法规的立法和修订工作，例如继续修订药品管理法、突发公共卫生事件应急条例等，与时俱进地及时完善中央部门和地方政府的相关规章制度，并尽快健全卫生健康领域的标准规范和指南体系，确保做到有法可依。

（2）政府依法推进卫生健康事业发展。以卫生健康领域的法治体系为重要遵循，扎实推进依法行政，加强监督执法体系、人员队伍和能力建设，尤其要面向医疗卫生、食品药品、生态环境、体育教育等问题多发的重点领域，强化监督管理职能，构建形成政府监管、行业自律和社会监督相结合的"大卫生、大健康"监督管理体制。

（3）真正维护好人的生命健康权。维护公民生命健康权的基本权利，这在我国宪法和卫生健康领域的专门法律中都有明文规定，也是卫生健康领域的法治建设的基本出发点和

---

① 迟福林. 以人民健康至上的理念推进公共卫生治理体系变革 [J]. 行政管理改革，2020（4）：4-12.

落脚点。公民的生命健康权不是抽象的，而是与实践紧密联系的，这就要求政府和全社会在生产、生活、生态建设中都要依法融入健康、优先保障生命健康权。公民个人也要增强学法、懂法、用法的意识和能力，切实做到依据相关法律维护自身的生命健康权利。

（三）实施文化建设健康优先战略，推进健康文化大繁荣

文化建设是"五位一体"总体布局中的灵魂，可以为推进健康优先提供不可或缺的精神动力。

第一，实施健康教育引领工程。维护健康需要首先掌握健康知识。以文化之，必须坚持教育先行，将健康教育融入正规教育和社会教育：

（1）以中小学教育为重点，在国民教育体系中加大健康教育比重，通过将健康教育纳入体育教师、心理教师、班主任等职业岗位培训内容等方式，加大健康教育师资培育力度，将健康教育列为所有教育阶段素质教育的重要内容。将健康教育从小抓起，以学生课堂教学、经常性宣传教育为主，延伸开展课外实践活动、集中式宣传教育等需要家庭和社会协同参与的活动形式。

（2）通过"小手拉大手"，以学生健康教育活动带动开展成年居民的社区教育、街头宣讲、讲座培训等形式的社会性健康教育活动；设立健康形象大使，评选一批"健康达人"，通过形象大使和"健康达人"示范引领广大群众建立正确的健康观和良好的行为习惯。

（3）大力发展健康文化，培育健康文化产业和群众喜闻

乐见的健康文化作品，在市民公约、社区公约、村规民约、单位文化中凸显正确的卫生健康理念，通过加强精神文明建设移风易俗，改变陈规陋习和不健康的生活方式，在全社会厚植热爱健康、追求健康、促进健康的氛围。

第二，实施健康素养提升工程。着眼于提升全民健康素养水平和身体素质，主要面向：

（1）在构建正规教育和社会教育协同的健康促进与教育体系的同时，应尽快建立完善健康科普的专家库、资源库，及时构建多角度、多层次、全媒体的健康科普信息权威发布和传播机制，为广泛深入开展健康教育提供权威资源和大众媒介支持。融合各级各类媒体加大健康科学知识的宣传力度，在广播、电视、报纸等传统阵地开设健康栏目的同时，积极利用微信、微博、客户端等新兴媒体拓展健康教育，通过线上线下相结合的形式开展健康技能培训，努力提高全民健康素养水平尤其是中医药素养水平，把健康科学知识转变为群众能够理解接受、易于养成践行的良好行为习惯，让全民普遍具备健康知识、行为和技能，实现健康素养人人有。

（2）加强全民健身公共设施建设，重点打造健身步道、骑行道、全民健身中心、体育公园、社区多功能运动场等健身场所，配套扶持和引导各级各类全民健身组织尤其是基层体育社会组织有序发展，结合人群、地域特点广泛开展群众喜闻乐见的太极拳、健身气功、各类舞蹈等全民健身运动形式。

（3）面向青少年、妇女、老年人、职业人群、残疾人等重点群体，组织开展减盐、减油、减糖、健康体重、健康口腔、健康骨骼等专项行动。为提高科学运动的适配性、针对性和指导性，还要尽快建立健全针对不同人群、不同环境、不同身体状况的运动处方库，加强体医融合和非医疗健康干预。

第三，实施健康行为塑造工程。合理膳食是健康的基础，生命在于运动、运动需要科学，吸烟酗酒严重危害人的健康，心理健康是健康的重要组成部分①。根据健康生活方式的四大基石，实现健康生活少生病必须塑造形成自主自律的健康行为，引导个人有意识地规避健康有害行为尤其是性危险行为和吸毒行为，力争做到合理膳食、戒烟限酒、科学运动、心理平衡：

（1）重点面向青少年、育龄妇女、流动人群，加强性道德、性安全、性健康的宣传教育和干预，减少意外妊娠和性相关疾病发生。普及毒品危害、应对措施、治疗途径等相关知识，建立生理脱毒、心理康复、就业扶持、回归社会接续统一的戒毒康复模式。

（2）考虑到我国居民营养不足与营养过剩并存的现状，应发布针对重点人群的膳食指南，全面普及膳食营养知识，教育引导居民合理膳食，加快学校、幼儿园、养老机构、工作单位中的健康食堂、健康餐厅建设，形成浓郁的健康饮食文化。

（3）吸烟、酗酒对健康有害无益已成为共识，我国全面推进控烟履约和限制饮酒，除了加强宣传教育外，也要强化

---

① 健康中国行动（2019—2030年）[EB/OL].（2019-07-15）[2021-02-10]. http：//www.gov.cn/xinwen/2019-07/15/content_5409694.htm.

车站、广场、景区等室外公共场所以及办公室、会议室、教室等室内工作场所禁烟执法力度，尤其是要重点抓好领导干部、医生护士等关键少数的带头示范效应，同时也要加强有害使用酒精的监测工作。

（4）抑郁症、焦虑症近年来已成为我国常见的精神障碍和心理行为问题，接下来应面向全民干预，在加大心理健康科普宣传力度、提升心理健康素养水平的同时，也要加强心理健康服务体系建设力度和规范化管理水平，尤其是要全面推进精神障碍社区康复服务，提高突发事件心理危机的干预能力和水平，加大对重点人群心理问题早期发现和及时干预力度，做到"抓早、抓小、抓好"。

（四）实施社会建设健康优先战略，构建全方位健康社会

社会建设是"五位一体"总体布局中的条件，为推进健康优先提供不可或缺的民生保障。健康优先作为重要的民生工程，与社会建设的民生属性高度契合。

第一，实施卫生健康财政投入递增工程。卫生健康具有很大的公共物品属性，需要持续增加对卫生健康的财政投入。目前我国对于卫生健康的财政投入虽然纵向来看在逐年增加，但于国际上横向比较来看仍有很大的提升空间。健康与社会建设的民生紧密相连，健康优先首先体现在社会建设的财政支出比例的增加。在财政支出的总盘子里，相对于经济建设支出而言，民生领域的支出要占有较大比例。而在财政民生支出的比重中，卫生健康的支出必须要做到每年只增不减。

第二，实施医疗医药保障工程。医疗医药的保障，必须从体系上寻求重点突破和支撑。建立健全以基本医疗保障为主体、其他多种形式补充保险和商业保险为补充的多层次医疗保障体系，加强基本医疗保障与城乡居民大病保险、商业健康保险、医疗救助的有效衔接，全面推进医保支付方式改革和异地就医结算并形成总额预算管理下的复合式付费方式，使全民医保体系和全民医保管理服务体系更加成熟完善。推进包括中药在内的药品、医疗器械流通企业向供应链上下游延伸开展服务，巩固完善国家基本药物制度，推进特殊人群基本药物保障，确保新时期药品、医疗器械供应保障的可及性和及时性。

第三，实施社会保障强化工程。在改进完善医疗医药保障这个直接攸关健康的社会保障领域的同时，也要进一步健全就业、教育、养老、住房、低保等其他社会保障，毕竟"大卫生、大健康"理念下影响健康的社会因素大部分都与其他领域的社会保障密切相关。要着眼于强化制度的公平性和可持续性，扩大各类社会保障的覆盖面，不断缩小社会保障待遇在城乡、区域、群体之间的差别。此外，建立健全基本公共服务体系，促进基本公共服务均等化。

第四，实施底线安全工程。切实保障食品药品安全和公共安全。平安中国是建设健康社会的底线和保障，近年来食品药品安全和安全生产、道路交通、意外伤害、突发事件等公共安全愈发引起社会关注。要强化食品药品安全监管，推进相应的安全标准与国际标准基本接轨，重点实施农兽药残留、兽药抗菌药、重金属污染等治理行动，建立全程追溯协作的监管机制和安全信息公开制度。从源头上推进职业病危害的治理，引导和激励用人单位开展职业健康促进工作，及时有效预防职业病，尤其是面向重点行业领域和物品如矿山、危险化学品等，强化安全生产监管和职业病危害专项治理。为有效预防和减少道路交通、消防事故等突发伤害，应科学开发并严格遵循有关车辆安全驾驶、道路出行标示以及干预溺水、意外跌落、自杀、中毒等重点伤害的技术指南和标准。此外，也要加强生命安全意识教育，完善突发事件卫生应急体系，提高突发事件应急能力。在经济社会全球化和人类命运共同体的背景下，还要着重建设国际卫生健康机场（港口），在口岸建立基于源头防控、境内外联防联控的突发公共卫生事件应对机制，增强动植物疫情疫病防控能力，进一步健全口岸公共卫生体系。

（五）实施生态文明建设健康优先战略，推进健康环境全覆盖

生态文明建设是"五位一体"总体布局中的基础，为推进健康优先奠定不可或缺的支持性环境。良好的环境是人人健康的基本保障，美丽中国是健康中国的前提条件。

第一，实施环境污染全面治理工程。面对我国经济建设过程中业已形成的对环境"先污染、后治理""边污染、边治理"的现实状况，接下来必须恪守最严格的环境保护制度，以提高环境质量为核心，实行环境质量目标考核制，坚持联防联控和区域共治的策略，切实解决大气污染、水污染、土壤污染、噪声污染等影响广大人民群众健康的突出环境问题。尤其是要重点推进煤炭、石化、钢铁、水泥等重点行业达标排放改造，全面实施污染源排污许可管理，通过持

证按证排污，推动实现工业污染源全面达标排放的目标。与此同时，还要从制度管理和风险沟通着力，逐步建立健全环境健康治理的长效机制，全面推进环境信息公开，秉持覆盖污染源监测、环境质量监测、人群暴露监测和健康效应监测等环境影响健康的多个方面的原则，建立环境与健康的综合监测网络及风险评估体系。

第二，实施生态保护持续强化工程。生态环境贵在保护，应力求避免污染之后再治理。要依据资源环境承载能力，构建科学合理的城乡布局，统筹规划、设计、建设污水处理厂、垃圾无害化处理厂、公共厕所等环境卫生基础设施以及绿色建筑和低碳、便捷、安全的交通体系。抓住新冠肺炎疫情下人们对生物链重新审视的契机，认真执行《生物安全法》《野生动物保护法》，坚决禁食野生动物，切实维护公共卫生安全和生态安全。此外，引导全社会形成敬畏自然、尊重生命的观念，倡导养成文明健康、绿色环保的生活方式，激励遵行生态环境友好型的生产方式，切实防治好农业面源污染，有效保护好生态系统性和遗传多样性，坚决守护好生态环境安全底线。

第三，实施爱国卫生运动传承创新工程。爱国卫生运动是党的群众路线运用于卫生防病工作的成功实践，要丰富爱国卫生工作内涵，创新方式方法，推动从环境卫生治理向全面社会健康管理转变。[①] 后疫情时代，在做好爱国卫生运动的传统项目的同时，要与时俱进创新融入工作的新形式、新

---

① 习近平.构建起强大的公共卫生体系 为维护人民健康提供有力保障 [J].求是，2020（18）：4-11.

内容，展现新风貌、新成效。一方面，继续做好环境卫生治理的长项，持续推进城乡环境卫生综合整治和各类卫生城市卫生村镇建设，重点开展生活垃圾减量化、分类化、资源化、无害化处理，消除病媒生物孳生地，尤其是重点治理农村人居环境，推进实现道路、环卫、电力、通信、消防等基础设施"硬化、绿化、亮化、美化、净化"，巩固提升农村饮水安全，加快建设无害化卫生厕所，不断完善城乡环境卫生基础设施和长效机制。另一方面，要丰富新时代爱国卫生运动工作内涵，进一步强化社会健康综合治理，积极寻求推进健康中国建设的新抓手，组织开展健康城市、健康村镇的全流程建设，提高群众对健康城市、健康村镇的知晓率、支持率和参与度，动员全社会广泛参与健康社区、健康单位、健康学校、健康机关、健康医院、健康家庭等各类健康细胞的建设。

第三节　新时代特定层级和主体 健康优先的具体治理

对于宏观、中观、微观不同层级不同主体而言，健康优先的具体治理内涵既有相同之处，即都在融入"五位一体"总体布局中通过相通的方式方法来实现健康的优先地位；但又同中有异，在主体变换中呈现出匹配自身实际的情景意蕴和具体路径。总体而言，健康优先融入"五位一体"总体布局的治理，需要以宏观层面的顶层设计为引领、以中观层面的集结平台为主导、以微观层面的细胞支撑为基石，构建形成上下联动、协同推进的系统性治理体系。

一、在"五位一体"总体布局中加强健康优先的宏观顶层设计

面向我国当前突出的健康问题以及健康领域发展与经济社会发展的协调性不强的现状，必须牢固树立健康优先的发展战略和"大卫生、大健康"的理念，坚持预防为主、防治结合的原则，将维护和增进健康的关口前移，以群众不生病、少生病为导向，把健康优先融入"五位一体"总体布局的所有领域、所有政策，由政府、社会、个人协同推进，促进"以治病为中心"向"以健康为中心"转变，从而实现健康与经济社会良性协调发展以及人民健康水平的持续提升。这是我国在新时代能够以较低的成本投入取得较高的健康绩效的有效策略，也是在健康优先的国家顶层设计中必须一以贯之的基本方针。

健康优先的顶层设计直接指向于党和国家把卫生健康置于经济社会发展全局的有关宏观议程设置。鉴于在中国特色社会主义新时代，经济社会发展全局又有特有的指向，可等同于经济建设、政治建设、社会建设、文化建设、生态文明建设等"五位一体"战略布局。所以，健康优先的宏观议程集中表现为，卫生健康在"五位一体"战略布局中应摆在优先发展的地位。当人民健康与经济建设、政治建设、社会建设、文化建设、生态文明建设各个领域的具体推进存在冲突时，应该毫不犹豫、毫不动摇地坚持做出有利于健康的抉择。例如，我国长期以来形成的经济增长偏好、政治维稳的

工具惯性、社会保障的碎片化、糟粕养生文化的诱导、生态环境的破坏等问题，实际上构成了对健康的威胁，遑论健康优先的实现。坚持目标导向、需求导向、问题导向，今后应通过建立健全健康优先的宏观协调机制，以及针对性解决相应问题的宏观政策设置，将健康优先融入经济建设、政治建设、社会建设、文化建设、生态文明建设各领域的政策体系，从而加快形成有利于健康的生活方式、生态环境和经济社会发展模式，最终实现健康优先与"五位一体"的整体性经济社会的良性协调发展。

不过，"五位一体"总体布局的推进工作涵盖了中央所有部门，在总体布局中加强健康优先的顶层设计就要求破除部门利益掣肘，成立一个新的更高级别的中央协调机构或将已有的中央协调机构升级提格。目前可以考虑的一个架构设置方案，是在运行多年、垂直系统比较健全的全国爱国卫生运动委员会或者 2019 年新设立的健康中国行动推进委员会的基础上，融入国家健康优先委员会，并提升新的委员会的级别，至少由分管卫生健康的国务院副总理担任委员会主任，办公室可考虑最好设在国务院办公厅以利于健康融入全局工作，或者退而求其次设在国家卫生健康委，统筹协调健康优先融入"五位一体"总体布局的组织实施、监测和考核等事关全局性的工作。此外，要将体现健康优先的主要指标纳入各级党委、政府绩效考核指标，并将绩效考核结果与各级各部门党政领导班子和领导干部综合考核评价、干部奖惩使用挂钩。需要注意的是，今后在"五位一体"总体布局中要强调淡化 GDP 考核权重，转而加大各领域与健康密切相关的考核指标权重，甚至可以研究扩充事关健康优先的基础性、重要性的指标，施行妨害健康优先的"一票否决制"，对存在组织开展卫生健康工作不力、发生重大安全事故、防控公共卫生事件不力等情况的干部，在一定时期内不予晋升考虑，乃至视严重情况给予降职、调整岗位甚至纪律法规法律的处理，以充分发挥绩效指挥棒的导向作用。

健康优先融入"五位一体"总体布局的顶层设计本质上是种全面、协调、可持续的发展议程。在"五位一体"总体布局中坚持健康优先的议程设置导向，实际上要求将卫生健康与"五位一体"战略布局全面衔接、协同发展、相互促进，进而实现人自身健康生活以及经济社会的可持续发展，这也是我国履行联合国可持续发展议程庄严承诺的体现。此外，健康优先融入"五位一体"总体布局的顶层设计还典型地表现在我国当前的法律法规、规划纲要、行动方案、组织架构等，所以在贯彻执行《中华人民共和国基本医疗卫生与健康促进法》《"健康中国2030"规划纲要》和《健康中国行动（2019—2030年）》等有关健康中国建设的中央文件的同时，还要进一步建立健全相关制度建设和组织领导协调体制建设。

二、优化健康优先融入"五位一体"总体布局的中观集结平台

相对于作为顶层设计的宏观议程，中观层面可以包括各领域的具体政策集成、各行业的自我管理和健康发展，从空间上还包括诸如不同省份、不同城市的区域支撑平台，这些不同领域、不同行业、不同省份、不同城市成为健康

优先的重要载体。所以，中观层面上的健康优先治理，应统筹把握工作载体、用好主要治理抓手，承担好联通上下的重要功能。

（一）强化健康优先在"五位一体"总体布局中的政策协同力

"五位一体"总体布局涉及方方面面，需要跨部门跨行业的政策协同，从而形成促进健康的合力。考虑到健康的影响因素多样性和疾病的全流程管理，凸显健康优先起见，健康优先在"五位一体"总体布局中的政策协同可重点从预防性政策和支持性政策两大类型着手。一方面，重点强化预防性的政策集成。创新拓展爱国卫生运动，把爱国卫生运动这个"老传统"融入新时期的"新作为"，继续巩固提升侧重于环境卫生治理的卫生城市、卫生村镇的创建水平的同时，接续深化侧重于强化社会健康综合治理的健康城市、健康村镇的建设工作，动员全社会共建共治共享，形成一批健康城市、健康村镇的优秀案例和建设指南。进一步丰富健康促进内容，以健康中国行动为重要遵循，围绕妇幼、老年人、残疾人、流动人口、青少年等重点人群健康问题和需求，及时提供针对性指导和干预，大力开展群众喜闻乐见的教育和健身活动，全方位全周期促进人民健康。另一方面，大力加强资源要素支持政策。加强健康促进人才队伍建设，秉持"大卫生、大健康"和"预防为主"的理念，从相关领域遴选专家成立各级专家咨询委员会，强化健康促进领域尤其是健康教育人才的正规教育和在职培训力度，选优建强、创新评价机制激励一线人才队伍，为健康优先提供人才技术支撑。加大对卫生健康的土地、财税支持力度，要强化对公共卫生的财政投入，鼓励地方进一步丰富基本和重大公共卫生服务内容，并适当提高人均基本公共卫生服务经费，引导金融机构加大对卫生与健康领域的信贷、债券等融资支持。通过监测评估和绩效考核评价政策的实施，奖优罚劣，倒逼相关方面和相关责任人推进健康优先的具体融入工作。

（二）提升健康优先在"五位一体"总体布局中的带动引领力

三次产业是健康优先融入"五位一体"总体布局的基本支撑和重要牵引，相应的行业和社会领域内的健康优先治理是中观层面的重要内容。要强化农业源头保障，加大农业面源污染治理，推进国内食品安全标准与国际接轨，借助物联网、大数据创新食品安全监管方式和模式，力争形成从源头到消费、从农田到餐桌的全过程全防线的监管格局，切实保障"舌尖上的安全""口福里的健康"。应加大工业助力健康产业发展的力度，全面推进药品、医疗器械与国际先进质量标准接轨，推行清洁生产和发展循环经济，建立健全政产学研用协同创新体系，全方位推动医药和医疗器械创新升级。大力激励健康服务业发展，优先支持社会力量举办非营利性医疗机构、医养结合机构、中医养生保健机构、健康保险机构等，积极促进健康与食品、健身休闲、养老、旅游、互联网、保险等深度融合，催生健康引领的相关新产业、新业态、新模式。尤其是重点以健康服务信息化建设，推进医疗服务、公共卫生和医疗保障互联互通，以大数据支撑群体性疾病预测和个性化健康服务，实现有病早治、未病先防。

（三）加大健康优先在"五位一体"总体布局中的区域支撑力

在中华民族繁衍生息的悠久历史长河里，各个地方成为中国发展进步的重要空间载体，并呈现出各自特色文化。我们也欣慰地看到，在近几年推进健康中国建设的进程中，各个省份也纷纷提出了省域的健康建设规划或行动，同样地各座城市竞相打出健康城市的施政愿景和纲领。要激励以各省（自治区、直辖市、特别行政区）为重要的区域主体，在中央统一部署下，创造性开展辖区内健康优先的政策协同落实、行业自我管理。省域内又存在规模规格不一的城市，可以作为健康优先的次区域平台。实际上，也正是各座城市承担了经济社会发展的直接综合体的角色，不管是几线城市，即使是最名不见经传的县城，几乎完全具备了中国所有类别的政府组织职能和不同类型的单位，故而可以以城市作为次区域平台，开展健康优先的部署、创新和督促竞比。各省区市在将健康优先融入"五位一体"总体布局的过程中，可以重点协同爱国卫生运动和健康中国行动，健全相应的领导体制和政府主导、部门协作、社会参与的工作机制，研究制定在经济建设、文化建设、政治建设、社会建设、生态文明建设中确保健康优先的具体方案，分阶段、分步骤组织实施，将主要健康指标纳入辖区内党政考核指标，并通过常态化、经常化的考核和问责机制，倒逼健康优先的总体目标如期实现。

三、夯实健康优先融入"五位一体"总体布局的微观细胞支撑

健康优先融入"五位一体"总体布局的宏观议程的落实，固然需要中观集成的支撑，但更离不开丰富的微观细胞的奠基。在健康中国建设的宏大图景中，各省市、各行业成为重要的模块支撑，而形形色色的微观主体则是最基本的细胞单元，成为全民积极参与、共建共治共享的主体。本着稳住宏观顶层设计、激发微观主体活力的原则，在健康优先的指引下，唯有个人、家庭以及社区、村庄、学校、单位等各类健康细胞贯彻其具体遵循和建设内涵，才能够形成政府积极主导、社会广泛动员、人人尽责尽力的良好局面。

（一）争做健康个人：人人参与健康优先融入"五位一体"总体布局

全人群乃由无数个个人组成，全人群健康的实现离不开每个人个体健康的支撑。

对于一般人群而言，要提高环境与健康素养水平，自觉维护环境卫生、抵制环境污染行为，主动学习健康知识和技能，通过支持性工具针对性地干预调整自身行为，例如可运用中国居民平衡膳食宝塔或平衡膳食餐盘改进营养结构，运用微信运动等工具激励绿色出行、科学运动，从而养成文明健康绿色环保的个人生活生产方式，争做"健康达人"。对于孕产妇、慢性病患者、残疾人、老年人等特殊人群而言，应知晓自身罹患疾病的基本特征和自我健康管理及紧急自救的

知识和技能，在医生、运动专业人士等指导下选择与自身体质相适应的运动方式、营养食谱。对于领导干部、医务人员、教师、中小学生而言，要带头戒烟限酒，践行健康起居、健康工作、健康学习的方式，加强劳动或学习过程中的尘肺病、近视、心理问题等各类危害的防护，积极科学健身，保持健康体重，以其权威性、专业性、传播性发挥示范引领作用，带动人人共建健康中国、人人共享健康生活。

（二）打造健康家庭：全生命周期促进健康优先融入"五位一体"总体布局

从全生命周期视角看，大多数人从出生、婴幼儿、青少年、中年、老年等生命历程都是在家庭中度过的，并且在生命不同阶段又与其他家庭成员相互影响，家庭整体情感氛围以及家庭成员健康与否直接关系到大多数生命个体的健康水平。所以，加强健康家庭建设非常重要。

健康家庭建设既包含家庭环境的卫生清洁，也包含健康教育、良好家风、家庭文化等方面的内容，例如，尊重家庭成员人格，关注和维护家庭成员健康权利，尤其是加强科学养育、科学保健的日常工作，保障妇女儿童身心健康；引导合理消费，加大对家庭成员的健康投资；组织家庭成员主动学习健康知识，按需购买新鲜、卫生、应季食物，做好合理储存和适宜烹饪，鼓励家庭一起在家吃饭并实行分餐制；配备包含急救药品、急救设备、急救耗材等在内的急救包，做好家庭成员的定期体检和就医依从性；推崇人与自然环境和谐，力行简约适度、绿色低碳、有益健康的生活方式；形成相互理解、信任、支持、关爱的融洽家庭关系，营造优生优育、爱老敬老、崇尚公德、邻里互助、支持公益的文化氛围。各级妇联和家庭所在的社区居委会可以组织开展健康家庭的评比，以评促建，形成比学赶超、示范带动的良好氛围。

（三）建设各类健康细胞：全方位推进健康优先融入"五位一体"总体布局

当生命离开家庭后，就会经历社区、学校、单位等各类生活或生产场所，因此重点依托公共场所建设健康社区、健康单位（包括健康企业、健康机关等）、健康学校等各类健康细胞是健康中国建设的题中应有之义，也是健康优先融入"五位一体"总体布局的重要微观意蕴之所在。

各类健康细胞建设有其基本遵循，比方说，工作的推进都需要组织领导的先行安排，都需要致力于健康人群的培育，都需要在健康环境、健康文化、健康服务、健康社会等几个方面下工夫，都需要通过主要领导挂帅统筹、聚焦人群健康问题和需求、建设整洁宜居的环境、塑造和谐文明的文化、提供便民优质的服务、强化良好的社会支持条件，才能形成全方位维护和促进健康的合力。不过，必须指出的是，不同类型的场所在建设健康细胞时又存在一定的差异性，这就要求健康细胞建设的标准和重点要体现出针对性和匹配性。例如健康学校的建设，就要以学生健康为中心，严格依据国家课程方案和课程标准控制不同年级的家庭作业时间，全面实现义务教育学校免试就近入学，为学生提供符合健康要求的教学设施和条件，设置与教育阶段相匹配的体育与健康教育课程，严格组织强化体育课、课外锻炼、眼保健操，加强医务机构和设备建设，并配备专兼职的心理、体育工作人员，等等。再以健康企业建设为例。对于一般性的用人单位而言，在与劳动者依法签订规范性的劳动合同后，应为劳动者健康生产、休息休假等提供必要的劳动保护、劳动条件和职业病危害防护，履行关于女职工产假、哺乳时间以及禁忌劳动岗位的约定，提供卫生、绿色、舒适、人性化的工作环境，适当设置健康关怀的场所和设施，建立健全相关制度，从而切实保障劳动者健康权益。对于可能产生职业病危害的用人单位而言，还要加强职业病危害项目的申报、监测和评价工作，进行常态化的醒目警示，并建立健全职业病防治管理责任体系，设置或指定职业卫生管理机构以及专兼职的职业卫生管理人员，在责任安排、资源投入、监督管理、防护和应急救援等方面都要部署到位。

第六章

健康优先的治理评价

根据健康优先融入"五位一体"总体布局的治理框架，考虑到中国特色社会主义事业"五位一体"总体布局的层次性和结构性，以及健康优先融入其中的治理评价指标的规律性和不确定性，本书使用目标层次法架构治理评价指标体系，运用主客观相结合的线性加权综合指数法构建健康优先融入"五位一体"总体布局的治理评价模型。接下来，运用健康优先融入"五位一体"总体布局的治理评价模型，首先对我国当前健康优先的治理状况按照不同省份做出总体评价，再以海南省作为地方典型案例评价其健康优先的具体治理状况。通过治理评价结果发现相关问题，再着眼于建立健全将健康优先有效融入"五位一体"总体布局的治理体系，以及全面加强宏观、中观、微观各层面、各主体健康优先的治理能力，提出具有实际应用价值的政策建议。

第一节　健康优先的治理评价模型

如前文所述，中国特色社会主义的总体布局是"五位一体"，在我国秉持健康优先、实现"健康融入所有政策"的中国化，必然要求健康优先与"五位一体"总体布局的深度融合。构建健康优先的治理评价模型亦然如此。鉴于"五位一体"总体布局的层次性和结构性，健康优先的治理评价指标体系架构适用于目标层次法，又考虑到健康优先融入"五位"建设涉及指标的多样性和复杂性，所以本书运用主客观相结合的线性加权综合指数法构建健康优先的治理评价模型。

一、健康优先融入"五位一体"总体布局的评价指标设置和体系架构

构建健康优先融入"五位一体"总体布局的治理评价模型，首先要遵循一定的原则筛选设置评价指标，并按照目标层次法架构治理评价指标体系。

（一）评价指标设置的基本原则

总体而言，健康优先融入"五位一体"总体布局的治理评价指标的选取与设置，应该遵循科学性、系统性、代表性和可获得性四个基本原则。

1. 科学性原则。评价指标必须首先建立在科学的基础之上，能够准确反映出在"五位一体"总体布局中健康融入的"优先性"这一本质特征，并且要求指标本身概念清晰、内涵明确，没有歧义，具有较强的权威性和适用性。

2. 系统性原则。"五位一体"总体布局本来就是一个系统工程，健康优先融入其中具有错综复杂的层次关系，相应的评价指标体系也理应构成一个体系，而非孤立的、片面的指标。这就要求秉持系统论的思想，以"五位"中的"每一位"作为评价的子系统，并且"每一位"建设领域具有突出代表性的指标组合起来，最后应该能够成为反映健康优先融入"五位一体"总体布局的系统性指标。

3. 代表性原则。健康优先融入"五位一体"总体布局的评价指标，涵盖了经济社会各领域的方方面面，理想状态下应选取尽可能多的指标以反映全面情况。但是更多维度的指标，从技术处理层面必然增加信息冗余的统计风险，在可操作性层面也必然伴随更大难度的数据收集工作[①]。所以，纳入实际评价体系的指标不可能也没必要面面俱到、全部选取，而只能选择某个领域最能反映健康的"优先性"本质特征的少数典型指标。这就要求所选取的指标一定是某一领域的核心指标，在同一领域的众多指标中较其他指标更具有表征健康优先的代表性，并且该指标与被选取的其他指标之间也要避免交叉重复。

4. 可获得性原则。健康优先融入"五位一体"总体布局的评价指标的设置原则，除了满足以上科学性、系统性、代表性之外，还必须具有可获得性。可获得性既要求被选取的指标本身易于评价、观测，也要求现实运行世界中已经建立了对其进行观测的制度体系，可以获得该指标近年来的具体而准确的数值。否则，即使某个指标对健康优先融入"五位一体"总体布局具有极佳的表征作用，但如果数据无法获取，那么也不能纳入评价指标体系。

（二）健康优先融入"五位一体"总体布局的治理评价指标体系架构

遵循上述的科学性、系统性、代表性和可获得性四个基

---

① 黄敏，任栋. 中国人类发展指数体系创新与区域比较 [J]. 经济社会体制比较，2020（1）：170-178.

本原则，在参考既有的政策文件和学术文献中有关"五位一体"总体布局的衡量指标，以及健康中国、健康城市建设的评价指标体系的基础上，结合实际情况，本书尝试探求健康优先融入"五位一体"总体布局的具体核心指标，力求能够反映在"每一位"子系统中健康的优先性。如表 6-1 所示，按照目标层次法，健康优先融入"五位一体"总体布局的评价指标体系框架可分为目标层、准则层和指标层三个层次：第一个层次即评价目标对象，综合反映健康优先融入"五位一体"总体布局的总体治理成效；第二个层次，由健康优先分别融入经济建设、政治建设、文化建设、社会建设、生态文明建设五大领域所构成的五个准则层，即经济建设健康优先、政治建设健康优先、文化建设健康优先、社会建设健康优先、生态文明建设健康优先；第三个层次为指标层，在"五位"建设的"每一位"准则层下细分若干评价要素，构建了包含 14 个一级指标和 31 个二级指标的综合评价指标体系。

表 6-1　健康优先融入"五位一体"总体布局的
治理评价指标体系框架

目标层	准则层	指标层	
		一级指标	二级指标
健康优先融入"五位一体"总体布局的治理评价	经济建设健康优先	健康生产	A1 工伤参保率增长率
			A2 职业健康检查覆盖率
		健康产业发展	A3 健康产业规模增长率
		收入分配差距	A4 人均可支配收入

目标层	准则层	指标层	
		一级指标	二级指标
健康优先融入"五位一体"总体布局的治理评价	政治建设健康优先	卫生健康服务治理绩效	B1 每千常住人口执业（助理）医师数（投入）
			B2 取得单位期望寿命所耗费的人均卫生总费用（经济性）
			B3 孕产妇死亡率（质量）
			B4 病床使用率（效率）
	文化建设健康优先	教育水平	C1 平均受教育年限
			C2 国家学生体质健康标准达标优良率
		健康传播	C3 公众健康教育活动（次/万人）
			C4 人均传播材料数量（份）
			C5 实名志愿者占比
		健康行为	C6 经常参加体育锻炼人数比例
			C7 15 岁以上人群吸烟率
			C8 健康检查比例
			C9 合理膳食：日均食用油摄入量
	社会建设健康优先	卫生健康财政投入	D1 政府卫生支出弹性系数
		医疗医药保障水平	D2 基本医疗保险参保率
		社会保障水平	D3 社会保障和就业支出占公共财政支出比重
		底线安全	D4 食源性疾病暴发率（1/10 万人）
			D5 甲乙类传染病发病率（1/10 万人）
			D6 交通事故死亡率（1/10 万人）

续表

目标层	准则层	指标层	
		一级指标	二级指标
健康优先融入"五位一体"总体布局的治理评价	生态文明建设健康优先	环境污染治理	E1 生活垃圾无害化处理率
			E2 一般工业固体废物综合利用率
			E3 县城污水处理率
			E4 节能环保占公共财政支出比
		生态环境保护	E5 人均公园绿地面积平方米
			E6 每万人拥有公共汽电车辆（标台）
			E7 森林覆盖率
		爱国卫生运动传承与创新	E8 国家卫生县城（乡镇）占比

注：由于数据可获得性限制，职业健康检查覆盖率、国家学生体质健康标准达标优良率、经常参加体育锻炼人数比例和 15 岁以上人群吸烟率 4 个指标暂未纳入模型的实际测度。

1. 经济建设健康优先准则层

在经济建设健康优先准则层中，设置健康生产、健康产业发展和收入分配差距三个一级指标。其中一级指标健康生产包含"A1 工伤参保率增长率"和"A2 职业健康检查覆盖率"两个二级指标。指标 A1 反映加强生产和劳动保障的程度，指标 A2 反映劳动力的职业病预防和职业健康促进水平。一级指标健康产业发展由二级指标"A3 健康产业规模增长率"来衡量。"健康产业规模增长率"是对《"健康中国2030"规划纲要》中的"健康服务业总规模"指标的改进，以增强指标的可比性并体现动态变化，但由于目前健康产业规模尚无权威的统计数据，本书参考张车伟等学者（2018）

的相关估算[①]并结合数据的可获得性条件进行了测算。一级指标收入分配差距采用常见的"A4 人均可支配收入"作为二级指标来反映。

2.政治建设健康优先准则层

政治建设健康优先准则层主要是反映政府的意志和政策的效果，通过卫生健康服务治理绩效来体现。具体而言，分别从卫生健康服务的投入、经济性、质量和效率 4 个维度展开：卫生健康服务投入采用二级指标"B1 每千常住人口执业（助理）医师数"进行衡量；卫生健康服务经济性以二级指标"B2 取得单位期望寿命所耗费的人均卫生总费用"进行评价；卫生健康服务质量，理想状态下倾向于通过"B3 重大慢性病过早死亡率"来衡量，但由于该指标的数据不可获得，经过咨询专家意见，权且采用二级指标"B3 孕产妇死亡率"来替代；卫生健康服务效率采用"B4 病床使用率"作为二级指标进行评价，这主要考虑到从卫生经济学角度来看，缩短住院天数和增加床位周转次数所产生的经济效益，大于延长住院天数所带来的经济效益[②]。

3.文化建设健康优先准则层

文化建设健康优先准则层，主要通过教育水平、健康传播和健康行为三个一级指标来反映。其中，一级指标教育水平设置"C1 平均受教育年限[③]"和"C2 国家学生体质健

① 张车伟，赵文，程杰.中国大健康产业：属性、范围与规模测算 [J].中国人口科学，2018（5）：17-29，126.

② 聂静，马金兰.利用边际医疗费用原理管理住院天数 [J].新疆医科大学学报，2015，38（8）：1044-1046.

③ 平均受教育年限以现行学制年数为系数.

康标准达标优良率"两个二级指标。一级指标健康传播包括
"C3 公众健康教育活动（次／万人）""C4 人均传播材料数量
（份）"和"C5 实名志愿者占比"三个二级指标。一级指标健
康行为包括"C6 经常参加体育锻炼人数比例""C7 15 岁以上
人群吸烟率""C8 健康检查比例"和"C9 合理膳食：日均食
用油摄入量 ①"四个二级指标，即分别从科学运动、健康有
害行为、疾病筛查和健康饮食四个维度来进行衡量。

4. 社会建设健康优先准则层

在社会建设健康优先准则层中，设置了卫生健康财政投
入、医疗医药保障水平、社会保障水平和底线安全（食品药
品安全和公共安全）四个一级指标。一级指标卫生健康财政
投入通过"D1 政府卫生支出弹性系数"来体现，政府卫生
支出弹性系数是公共卫生经费的增长率和 GDP 增长率间的
比值，比"政府卫生支出占 GDP 比例"指标能够更好地反
映政府卫生财政投入的动态变化程度。一级指标医疗医药
保障水平通过二级指标"D2 基本医疗保险参保率"来衡量。
一级指标社会保障水平采用"D3 社会保障和就业支出占公
共财政支出比重"这个财政占比指标予以体现。一级指标底
线安全主要考量食品药品安全和公共安全，下设"D4 食源
性疾病暴发率（1/10 万人）""D5 甲乙类传染病发病率（1/10
万人）"和"D6 交通事故死亡率（1/10 万人）"三个二级指
标，分别从食品安全、传染病防控、交通安全三个维度评价
食品药品和公共安全等领域的底线安全水平。

---

① 根据中国营养学会《中国居民膳食指南》，本文将每人日均食用油摄入
量的最优区间设为 25g-30g。

5. 生态文明建设健康优先准则层

在生态文明建设健康优先准则层，下设环境污染治理、生态环境保护和爱国卫生运动传承与创新三个一级指标。一级指标环境污染治理包括"E1 生活垃圾无害化处理率""E2 一般工业固体废物综合利用率""E3 县城污水处理率"和"E4 节能环保占公共财政支出比"四个二级指标。其中指标 E1、E2、E3、E4 体现环境污染治理的效果，E4 从财政支出占比来衡量环境治理的投入水平。一级指标生态环境保护设置"E5 人均公园绿地面积平方米""E6 每万人拥有公共汽电车辆（标台）"和"E7 森林覆盖率"三个二级指标，分别从居民环境、绿色出行和自然环境三个方面来反映生态环保水平。结合最新的国家卫生县城（乡镇）建设成果[①]，设置"E8 国家卫生县城（乡镇）占比"这个二级指标来反映一级指标爱国卫生运动传承与创新的效果。

上述所有形成了健康优先融入"五位一体"总体布局的治理评价指标体系框架。如表 6-1 所示，包含 5 个准则层，14 个一级指标和 31 个二级指标。需要指出的是，该评价体系属于比较理想状态下的架构，在实际评价中由于数据可获得性的限制，A2 职业健康检查覆盖率、C2 国家学生体质健康标准达标优良率、C6 经常参加体育锻炼人数比例和 C7 15 岁以上人群吸烟率 4 个指标暂未纳入此次模型的实际测度，所以评价模型实际上涵盖了 27 个二级指标。

---

① 2020 年 7 月，全国爱卫会命名了北京市海淀区四季青镇等 2299 个乡镇（县城）为 2017—2019 周期国家卫生乡镇（县城）。参见：全国爱卫会关于命名 2017—2019 周期国家卫生乡镇（县城）的决定 [Z]. 2020-07-29.

二、健康优先融入"五位一体"总体布局的治理评价模型构建

完成健康优先融入"五位一体"总体布局的治理评价工作，除了如前所述进行治理评价指标体系的架构，还要设计合适的评价方法并构建相应的评价模型。鉴于健康优先融入"五位"建设所涉及的指标的多样性和复杂性，本书主要通过主客观相结合的均权—熵权法完成评价指标的赋权，再运用线性加权综合指数法进行评价模型的构建。

（一）综合使用均权—熵权法对评价指标进行赋权

考虑到"五位一体"总体布局中的"五位"建设是统一于中国特色社会主义事业的整体中的五个组成部分或者子系统，"每一位"建设都非常重要，缺一不可，无法判断究竟孰轻孰重。经咨询专家意见，在健康优先融入"五位一体"总体布局的治理评价中，对准则层五大领域的权重使用均值法进行等权重的设置，主观上索性将健康优先融入"五位"建设"同等对待"，亦即对"每一位"子系统对应的准则层的权重各赋予 20%。

接下来采用熵权法对 27 个二级指标进行赋权。熵是源自物理学的概念，用来度量系统整体的无序程度。指标的赋权与其信息熵值大小成反比，即若某项指标的信息熵值越小，则其提供的信息量以及在治理评价中起到的作用就越大，相应地其权重就应设置得越高，反之则反。利用熵权法赋权，能够较为客观地反映评级指标的重要程度，避免

了人为因素的干扰。

假设省份个数为 n，指标个数为 p，x_{ij} 表示第 i 省份的第 j 个指标值。

计算经标准化处理后得到的数据 $x_{ij}^{"}$ 的贡献度或特征比重：

$$y_{ij} = \frac{x_{ij}^{"}}{\sum\limits_{i=1}^{n} x_{ij}^{"}} \qquad (1)$$

计算第 j 个指标的熵值：

$$e_j = \frac{1}{\ln n} \sum\limits_{i=1}^{n} y_{ij} \ln y_{in} \qquad (2)$$

第 j 个指标的差异系数为：

$$g_j = 1 - e_j \qquad (3)$$

其中，$j=1,2,L\ L\ P$

第 j 个指标的权重为：

$$\omega_j = \frac{g_j}{\sum\limits_{j=1}^{p} g_j} \qquad (4)$$

其中，$j=1,2,L\ L\ P$

（二）运用线性加权综合指数法构建治理评价模型

评价模型主要是通过一定的数学模型（或称综合评价函数、集结模型、集结算子）将多个评价指标值"合成"为一个整体性的综合评价值[①]。为全面、科学、客观地反映各个

---

① 朱启贵.全面深化改革视野下的评价机制设计——对当前我国经济社会发展考评体系的思考 [J]. 人民论坛·学术前沿，2014（20）：50-61，81.

省份健康优先融入"五位一体"总体布局的治理水平，在获得各个二级评价指标观测值和权重系数的基础上，还需要运用相应的建模方法将 27 个二级评价指标值和权重系数"合成"为省域健康优先治理水平的评价值。基于各个评价指标之间的关联性以及拟用方法的适用特点和要求，本书采用线性加权综合指数法构建健康优先的治理评价模型：

$$S_i = \sum_{j=1}^{27} x_{ij}{}' w_j \quad (\text{i} = 1, 2, \cdots, 31) \tag{5}$$

其中，S_i 为第 i 个省份的评价值，$x_{ij}{}'$ 为原始观测值 x_{ij} 经过数据处理后的值，w_j 为综合赋权得到的第 j 个评价指标的权重系数。至此，健康优先融入"五位一体"总体布局的治理评价模型构建完毕，各省份可以利用该治理评价模型从时间和空间的视角对自身健康优先融入"五位一体"总体布局的治理状况和发展态势进行监测和评价。

第二节 健康优先的总体治理评价：
国家透视

健康优先融入"五位一体"总体布局的治理评价模型构建之后，可以首先从国家宏观层面分省份来审视我国当前健康优先的治理状况，并结合治理评价结果及其反映出来的主要问题，预判下一步推进健康优先融入"五位一体"总体布局的治理体系和治理能力现代化的基本走向。

一、相关数据及赋权结果的说明

鉴于正式提出健康优先的中央文件《"健康中国 2030"规划纲要》发布于 2016 年 10 月，各地学习、宣传和动员工作需要历经数月的时间，所以正式启动、施行健康优先基本发生在 2017 年，加之政策生效实施的效果至少要经过 1-2 年的时间方可显现，换言之健康优先的治理评价的时间节点选取的最早年份也要在 2018 年。为追求时效性，截至 2021 年 5 月，以 2020 年的相关指标数据评价我国当前健康优先的治理状况最为合适，但是考虑到囿于条件的限制 2020 年的相关数据的不可获得性，权且以 2019 年作为我国健康优先融入"五位一体"总体布局治理现状的评价时间节点。基于同类研究的可比性，本文选取除中国香港、中国澳门、中国台湾之外的我国其他 31 个省份的健康优先融入"五位一体"总体布局治理状况作为评价对象，使用 2019 年的截面数据进行治理评价分析，相关数据主要来源于《中国统计年鉴》(2020)、《中国卫生健康统计年鉴》(2020)，部分数据参照权威资料界定。由于 2019 年数据的可获得性问题，有两项二级指标使用的并非 2019 年的数据，"A3 健康产业规模增长率"为 2018 年，"E2 一般工业固体废物综合利用率"为 2017 年。

（一）指标数据的标准化处理

由于各项指标数据来源不一，并且在量纲、数量级及反映的内容方面存在较大差异，为实现时间维度的纵向可比和空间维度的横向可比，指数测算前需要对各项指标进行同向化、标准化处理①。对指标数据进行标准化处理的常用方法有离差标准化（或称极值处理法、min-max 法）、标准差标准化（或称 z 标准化，均值方差归一化）、小数定标标准化等方法。朱喜安和魏国栋（2015）通过理论推导和实证分析，当原始数据指标值 $x_{ij} > 0$ 时推荐使用极值熵值法进行指标数据的标准化处理，即先使用极值处理法对原始数据进行无量纲化处理，再根据熵值法确定权重系数，要优于直接使用原始数据进行熵值法定权排序②。因此，本书采纳使用极值熵值法，对健康优先融入"五位一体"总体布局治理评价的指标数据进行标准化处理。

正向指标：
$$x_{ij}^{'} = \frac{x_{ij} - \min x_j}{\max x_j - \min x_j} \qquad (6)$$

负向指标：
$$x_{ij}^{'} = \frac{\max x_j - x_{ij}}{\max x_j - \min x_j} \qquad (7)$$

为避免结果中出现 0，对指标进行如下功效系数处理：

正向指标：
$$x_{ij}^{''} = \frac{x_{ij} - \min x_j}{\max x_j - \min x_j} \times 99 + 1 \qquad (8)$$

负向指标：
$$x_{ij}^{''} = \frac{\max x_j - x_{ij}}{\max x_j - \min x_j} \times 99 + 1 \qquad (9)$$

经过标化后，所有指标都转换为 [1，100] 之间，并且

---

① 王荣荣，张毓辉，王秀峰 . 健康中国建设进程指数的建立与应用研究 [J]. 中国卫生政策研究，2019，12（9）：36-40.

② 朱喜安，魏国栋 . 熵值法中无量纲化方法优良标准的探讨 [J]. 统计与决策，2015（2）：12-15.

数值越大越好。

（二）对治理评价指标进行综合赋权

使用公式（8）和（9）对 31 个省份各项指标观测值进行标准化处理，并将所得结果代入公式（1）和（2）中，得到各指标的熵值，通过公式（3）得到差异系数，再代入公式（4）算出每个指标的权重，最终综合赋权的结果如表 6-2 所示。

表 6-2　健康优先融入"五位一体"总体布局的
评价指标体系的权重

目标	准则层	权重	一级指标	权重	二级指标	熵权法权重
基于"五位一体"总体布局的健康优先治理评价	经济建设健康优先	0.2	健康生产	0.023	A1 工伤参保率增长率	0.023
					A2 职业健康检查覆盖率	—
			健康产业发展	0.060	A3 健康产业规模增长率	0.060
			收入分配差距	0.118	A4 人均可支配收入	0.118
	政治建设健康优先	0.2	卫生健康服务治理绩效	0.200	B1 每千常住人口职业（助理）医师数（投入）	0.106
					B2 取得单位期望寿命所耗费的人均卫生总费用（经济）	0.027
					B3 孕产妇死亡率（质量）	0.021
					B4 病床使用率（效率）	0.046
	文化建设健康优先	0.2	教育水平	0.011	C1 平均受教育年限	0.011
					C2 国家学生体质健康标准达标优良率	—
			健康传播	0.137	C3 公众健康教育活动（次／万人）	0.075

续表

目标	准则层	权重	一级指标	权重	二级指标	熵权法权重
基于"五位一体"总体布局的健康优先治理评价	文化建设健康优先	0.2	健康传播	0.137	C4 人均传播材料数量（份）	0.040
					C5 实名志愿者占比	0.022
			健康行为	0.053	C6 经常参加体育锻炼人数比例	—
					C7 15 岁以上人群吸烟率	—
					C8 健康检查比例	0.043
					C9 合理膳食：日均食用油摄入量	0.010
	社会建设健康优先	0.2	卫生健康财政投入	0.067	D1 政府卫生支出弹性系数	0.067
			医疗医药保障水平	0.027	D2 基本医疗保险参保率	0.027
			社会保障水平	0.032	D3 社会保障和就业支出占公共财政支出比重	0.032
			底线安全	0.074	D4 食源性疾病暴发率（1/10 万）	0.012
					D5 甲乙类传染病发病率（1/10 万）	0.023
					D6 交通事故死亡率（1/10 万人）	0.039
	生态文明建设健康优先	0.2	环境污染治理	0.054	E1 生活垃圾无害化处理率	0.009
					E2 一般工业固体废物综合利用率	0.013
					E3 县城污水处理率	0.005
					E4 节能环保占公共财政支出比	0.028

续表

目标	准则层	权重	一级指标	权重	二级指标	熵权法权重
基于"五位一体"总体布局的健康优先治理评价	生态文明建设健康优先	0.2	生态环境保护	0.071	E5 人均公园绿地面积平方米	0.022
					E6 每万人拥有公共汽电车辆（标台）	0.017
					E7 森林覆盖率	0.032
			爱国卫生运动传承与创新	0.075	E8 国家卫生县城（乡镇）占比	0.075

注：由于数据可获得性限制，职业健康检查覆盖率、国家学生体质健康标准达标优良率、经常参加体育锻炼人数比例和 15 岁以上人群吸烟率 4 个指标暂未纳入模型的实际测度。

二、我国当前健康优先的治理评价结果分析

根据我国健康优先的治理评价指标体系，把相关指标数值代入公式（5），利用线性加权综合指数计算方法，得到各个省份当前健康优先的"五位"准则治理评价得分以及综合治理评价得分并排序，具体结果详见表 6-3。

为了更直观地显示我国当前健康优先融入"五位一体"总体布局治理效果在不同省域间的差异情况，基于表 6-3 中的综合治理评价得分数据，绘制了 31 个省份健康优先融入"五位一体"总体布局的治理评价的综合得分情况的折线图，如图 6-1 所示，其中水平线表示 31 个省份健康优先的综合治理评价平均得分为 0.393。

同时，为了从宏观的视角进一步揭示出不同省份之间健康优先治理现状的差异和相似之处，本书运用 SPSS 分类模

表 6-3 31个省份当前健康优先融入"五位一体"总体布局的治理评价得分及排名

省份	综合评价		经济建设健康优先		政治建设健康优先		文化建设健康优先		社会建设健康优先		生态文明建设健康优先	
	得分	排名	得分	排名	得分	排名	得分	排名	得分	排名	得分	排名
北京	0.591	2	0.147	1	0.166	1	0.064	14	0.106	8	0.108	6
天津	0.405	12	0.061	15	0.099	9	0.056	19	0.077	23	0.112	3
河北	0.364	20	0.068	13	0.104	7	0.032	31	0.085	20	0.075	16
山西	0.328	26	0.059	19	0.089	17	0.044	28	0.072	26	0.063	25
内蒙古	0.397	14	0.049	21	0.087	19	0.113	2	0.076	24	0.072	19
辽宁	0.350	23	0.045	22	0.086	20	0.049	25	0.110	6	0.060	26
吉林	0.300	31	0.024	31	0.091	15	0.037	29	0.089	18	0.059	27
黑龙江	0.326	27	0.037	26	0.073	28	0.034	30	0.114	3	0.069	23
上海	0.528	3	0.138	2	0.121	3	0.075	9	0.081	21	0.112	4
江苏	0.495	4	0.100	4	0.115	4	0.072	11	0.099	13	0.110	5
浙江	0.594	1	0.101	3	0.133	2	0.086	5	0.121	1	0.152	1
安徽	0.362	21	0.052	20	0.074	27	0.050	24	0.111	5	0.074	17

续表

省份	综合评价		经济建设健康优先		政治建设健康优先		文化建设健康优先		社会建设健康优先		生态文明建设健康优先	
	得分	排名	得分	排名	得分	排名	得分	排名	得分	排名	得分	排名
福建	0.379	16	0.074	10	0.085	21	0.048	26	0.080	22	0.091	8
江西	0.388	15	0.083	6	0.071	29	0.058	17	0.099	14	0.078	14
山东	0.403	13	0.061	14	0.108	5	0.054	20	0.089	17	0.090	10
河南	0.410	8	0.071	11	0.098	10	0.056	18	0.115	2	0.069	22
湖北	0.367	17	0.044	24	0.104	6	0.062	16	0.070	27	0.086	11
湖南	0.409	9	0.076	9	0.098	11	0.052	21	0.103	11	0.080	12
广东	0.440	5	0.091	5	0.085	22	0.063	15	0.105	9	0.097	7
广西	0.347	24	0.079	8	0.088	18	0.051	22	0.065	29	0.064	24
海南	0.365	19	0.036	27	0.075	26	0.068	12	0.107	7	0.080	13
重庆	0.415	7	0.080	7	0.089	16	0.067	13	0.104	10	0.074	18
四川	0.425	6	0.060	16	0.100	8	0.073	10	0.114	4	0.077	15
贵州	0.406	10	0.070	12	0.077	25	0.046	27	0.086	19	0.128	2
云南	0.302	30	0.031	28	0.077	23	0.051	23	0.073	25	0.071	20

续表

省份	综合评价		经济建设健康优先		政治建设健康优先		文化建设健康优先		社会建设健康优先		生态文明建设健康优先	
	得分	排名	得分	排名	得分	排名	得分	排名	得分	排名	得分	排名
西藏	0.308	28	0.060	18	0.022	31	0.112	3	0.100	12	0.014	31
陕西	0.405	11	0.038	25	0.094	13	0.083	6	0.099	15	0.091	9
甘肃	0.339	25	0.026	29	0.077	24	0.095	4	0.092	16	0.049	29
青海	0.358	22	0.045	23	0.065	30	0.143	1	0.055	31	0.051	28
宁夏	0.367	18	0.060	17	0.093	14	0.079	8	0.065	28	0.070	21
新疆	0.307	29	0.025	30	0.095	12	0.082	7	0.063	30	0.041	30

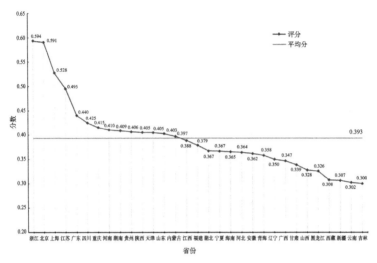

图 6-1 31 个省份健康优先融入"五位一体"总体布局的治理评价综合得分折线图

块中的离差平方和法（Ward 法）对所有省份的治理评价得分结果进行了聚类分析。研究发现，可以对健康优先的治理水平，将 31 个省份按照分数由高到低划分为三类，即第 Ⅰ 类、第 Ⅱ 类、第 Ⅲ 类。首先，总体上可以把 31 个省份划分为两大类别：第一大类是浙江、北京、上海和江苏（第 Ⅰ 类），属于得分高值的地区；其他所有省份可以归为第二大类。接下来，在第二大类中又进一步划分为两类，一类是获得较低值得分的地区，即辽宁、广西、甘肃、山西、黑龙江、西藏、新疆、云南和吉林 9 个省份（第 Ⅲ 类）；其余 18 个省份，即广东、四川、重庆、河南、湖南、贵州、陕西、天津、山东、内蒙古、江西、福建、湖北、宁夏、海南、河北、安徽、青海，属于获得较高值得分的地区，划分为另一类（第 Ⅱ 类）。基于以上 Ⅰ、Ⅱ、Ⅲ 三类地区的划分，绘制各类地区健康优先的"五位"准则层治理评价的平均得分柱状图，如图 6-2 所示。

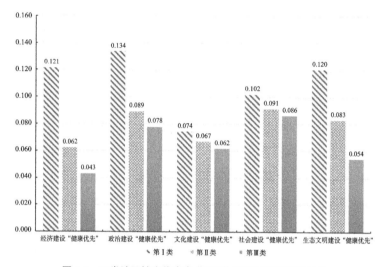

图 6-2　三类地区健康优先在"五位"治理领域的具体评分

通过以上对 31 个省份健康优先融入"五位一体"总体布局的治理评价结果的分析，可以发现我国当前的健康优先的治理状况并不乐观，总体而言治理水平不高，且呈现出发展不充分、不平衡的突出特点，尤其是在空间区域和"五位"治理领域方面还很不协调。

（一）健康优先总体发展不充分，治理水平普遍不高

理论上讲，如果健康优先做到完全有效融入"五位一体"总体布局的话，那么健康优先的治理水平就可以达到完美状态，即可实现得分为 1（满分）。不过，理想境界只可作为理论上的参照，现实中囿于各种条件的约束几乎不能得到满分，实际上我国健康优先融入"五位一体"总体布局的治理现状并不容乐观。如图 6-1 所示，我国当前 31 个省份的平均得分才达到 0.393，远远低于及格水平（得分 0.600）。观察处在平均水平之上的 14 个省份，即使排名第一的浙江（得分 0.594）仍然以微弱差距没有达到及格水平，紧居其次的北京（得分 0.591）、上海（得分 0.528）、江苏（得分 0.495）虽然接近及格线但仍未达到及格水平，其他 10 个省份距离及格水平仍有相当一段距离。至于处在平均水平之下的 17 个省份，距离及格水平差距更大，例如吉林（得分 0.300）可以说要在努力翻倍后才能达到及格水平。这也意味着相较于健康优先融入"五位一体"总体布局的理想境界而言，我国的健康优先总体发展尚处于起步阶段，当前的治理水平普遍不高，各省份都还存在较大的差距，进一步提升空间仍然很大，下一步任重而道远。当然，这与我国 2016 年 10 月在作为健康中国建设中长期发展规划的《"健康中国 2030"规划纲要》中，首次提出施行健康优先才 3 年多的有限时间也相吻合（此次治理评价的相关指标数据的时效设定为 2019 年年底），我们乐见未来几年随着健康中国建设的持续推进，我国健康优先融入"五位一体"总体布局的治理水平将呈现不断提升的态势。

（二）健康优先区域发展不平衡，各省治理水平参差不齐

我国健康优先不仅总体上发展不充分、治理水平普遍不高，还在国家内部治理方面存在结构性差异问题，这首先表现在空间区域发展上的不平衡。通过横向比较 31 个省份

的综合治理得分，不难发现各省的治理水平参差不齐，并且呈现出一定的空间集聚性，存在区域之间发展不平衡的问题。从图 6-2 聚类分析的结果来看，Ⅰ、Ⅱ、Ⅲ类地区健康优先融入"五位一体"总体布局的治理评价综合得分分别为 0.551、0.392 和 0.323，并且三类地区在"五位"准则层的治理评分皆存在一定差异，除了文化建设和社会建设健康优先差距较小外，经济建设、政治建设和生态文明建设健康优先的差距悬殊。归为第Ⅰ类的浙江、北京、上海、江苏四省，位于图 6-1 综合得分曲线的头部高地，与其他省份拉开了较大差距。以图 6-1 折线首尾两端为例，第一名浙江得分（0.594）是最后一名吉林得分（0.300）的近 2 倍。这个结果基本符合人们多年来形成的经验常识和区域发展的基本逻辑，毕竟浙江、北京、上海、江苏四省属于我国沿海发达省份，近年来在诸多领域表现良好，在健康优先融入"五位一体"的总体布局的治理方面自然也有基础、有条件、有能力干在实处、走在前列。进一步延伸可以发现，作为经济社会发展水平相对较高的省份，其综合治理评价评分往往高于经济社会发展水平相对较低的省份，所以东部沿海地区省份的综合治理评价得分往往高于中西部省份，但也存在例外，并非绝对如此。例如，在 31 个省份中归于第Ⅱ类地区的共有 18 个省份，占比较高，其中排名第五到第十三的省份依次为广东、四川、重庆、河南、湖南、贵州、陕西、天津、山东，以上九省可以作为第Ⅱ类中健康优先发展水平较高的省份的代表，但是除了广东、天津、山东三省（或直辖市）系东部沿海地区外，四川、重庆、贵州、陕西四省（或直辖市）显然属于传统意义上的西部地区，换言之作为西部经济的重点省份，同样在健康优先的治理上取得了可以媲美广东、天津、山东这样的东部发达地区的成果。第Ⅲ类地区包括辽宁、广西、甘肃、山西、黑龙江、西藏、新疆、云南和吉林9个省份，总体上属于空间布局中的中西部省份，健康优先的整体发展水平和前两类差距较大，结合中西部省份欠发达的状态以及东北三省近年来持续低迷的窘境，可以判断该类地区仍处于偏好优先发展经济的历史阶段，整体上尚未形成转向健康优先的意识并做出对应的抉择。

（三）健康优先"五位"领域发展差异突出，不同地区治理短板各异

我国健康优先的发展不平衡除了传统意义上的空间区域的表现外，还突出体现在"五位"内容领域的治理失调。结合图6-2，从健康优先在"五位"领域的具体分项评分来看，三类地区的健康优先在经济建设领域发展差距最大，极差为0.078（Ⅰ类地区得分0.121与Ⅲ类地区得分0.043之间的差值），其余依次为生态文明建设、政治建设、社会建设和文化建设。以最发达的第Ⅰ类地区为例，其在健康优先的经济建设、政治建设和生态文明建设领域的治理方面显示出了突出优势，但在社会建设健康优先方面和文化建设健康优先方面第Ⅰ类地区优势也并不明显，这说明第Ⅰ类高值地区仍需进一步提升公共服务治理和水平，将健康优先更好地融入社会建设和文化建设当中。以健康优先完全有效融入"五位"建设某一领域的治理满分（0.200分）为参照，"每一位"健康优先的及格水平则为0.120分。结合图6-3，可以比较直观地看出各个省份健康优先的"五位"治理短板和差距。

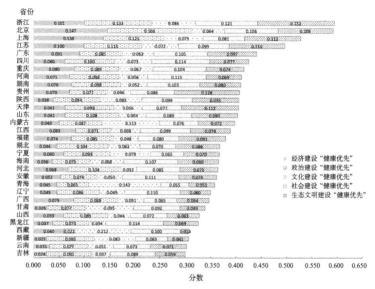

**图 6-3　31 个省份健康优先融入"五位一体"总体布局评价得分
堆积条形图**

　　在第Ⅰ类地区中，作为"绿水青山就是金山银山"理论的发源地，综合排名第 1 的浙江省健康优先的治理突出成效表现在生态文明建设和政治建设方面，其中生态文明建设在全国得分最高（0.152 分），尤其是国家卫生乡镇（县城）占比较高，社会建设（0.121 分）亦高居榜首，生态文明建设和社会建设得分皆超过了及格水平，但浙江的经济建设、文化建设的得分并未达到及格水平，"五位"领域发展不平衡依然存在。北京作为首都，一直是我国政治中心和经济发展的前沿，所以在政治建设和经济建设领域的健康优先治理可圈可点，排名第 1，依次得分 0.166、0.147，皆超过了及格水平，但在文化建设、生态文明建设和社会建设领域尚未及格，特别是文化建设得分排名第 14，这很大程度上由于健康教育活动开展和学习资料传播有所不足，社会保障支出占比不高，显然在协同推进"五位一体"总体布局的方面仍有挖潜空间。作为经济大都会，上海健康优先的治理最大亮点在经济建设领域（0.138 分），政治建设方面的得分（0.121 分）仅次于北京、浙江，但文化建设、社会建设、生态文明建设领域得分尚未达到及格水平。而作为综合得分第 4 名的江苏，"五位"领域当中的任何"一位"得分都没有达到及格水平，这也在一定程度上说明了我国整体上健康优先治理的欠发达程度。

在第 Ⅱ 类较高值地区所包含的 18 个省份中，除了部分省份分布在东部沿海和中部地区外，还出现了内蒙古、宁夏这类在文献资料中所呈现出来的 2015 年健康中国建设评价研究中的"冷点"地区①，显然西部的个别省份也发展成了健康优先治理的"热点"。其深层次的原因固然在于"五位"建设的非均衡发展，但也体现出这四个省份正在或者已经寻求到健康优先治理的局部突破，例如，青海在文化建设领域得分（0.143 分）摘得头冠，尽管该省经济建设根基不强、卫生事业基础较为薄弱，但近年来在政策导向和制定、健康教育活动开展上都有较为突出的表现，当然青海目前健康优先融入政治建设和社会建设的治理效能堪忧，下一步需要长久的发展建设以取得健康优先融入"五位一体"总体布局的全面提升。

---

① 所谓"冷点地区"，即基于局部空间关联指标集聚分析中统计量显著的低低型地区，此类地区被邻接的低分值省份相包围。参见：李昶达，韩跃红. 健康中国评价指标体系的构建 [J]. 统计与决策，2019，35（9）：24-27.

第Ⅲ类较低值地区的省份健康优先的治理水平相对于前两类地区而言发展比较滞后，并且"五位"建设都没有达到及格水平，存在普遍性的短板，当然每个省内部的"五位"间发展也不平衡。从表 6-3、图 6-3 可以发现，倒数第 4 名的西藏尽管综合得分较低，但是健康优先融入文化建设和社会建设方面的成绩较为突出，这应该归因于可观的财政补贴，以及较高的体检比例、健康教育活动和健康教育资料传播次数。而山西、吉林、辽宁和黑龙江在经济建设、文化建设方面的得分都偏低，这也印证了东北三省和山西近年来经济低迷、人口外流的现状。其他省份五个方面的建设的某一方面或几方面存在着短板，导致综合得分较低，如广西的文化建设得分较低，云南的经济建设排名比较靠后，新疆和甘肃的经济建设和生态文明建设得分较低。因此，对第Ⅲ类省份来说，应该借鉴其他省份发展经验，结合自身实际情况，扬长补短，统筹推进"五位一体"总体布局协调发展，提高健康优先的综合治理水平。

三、我国下一步健康优先的治理现代化走向

新时代推进健康优先融入"五位一体"总体布局，是下一步着眼于高质量发展、推进健康优先治理体系和治理能力现代化的主旋律。通过前文的分析我们可以看到，我国空间区域、"五位"领域之间发展不充分、不平衡是当前健康优先治理现状的重要特点。提升健康优先融入"五位一体"总体布局的发展水平的关键在于，缩小区域间总体差异、优化领域间的结构并实现可持续发展，这也成为接下来推进健康

优先治理现代化的重要走向。

（一）深度融入"五位一体"总体布局，促进健康优先的充分发展

实证研究显示，目前来看我国 31 个省份融入"五位一体"总体布局的健康优先治理评价的平均得分（0.393）远远低于及格水平（0.600），即使是排名第一、第二的浙江（得分 0.594）、北京（得分 0.591）也才勉强接近及格水平，但总体上各省健康优先的治理水平距离完美状态（得分为 1）差距很大。这恰恰说明了我国总体上健康优先尚处于起步阶段，发展还很不充分。从"五位"领域的治理评价得分来看，各省的"每一位"准则层评价得分大多数没有超过及格水平（得分 0.120 分），这也反映了我国当前"五位"具体领域的发展不够充分。当然，由于历史和现实的原因，我国目前的"五位一体"总体布局本身就存在不平衡发展之虞。所以，秉持"大卫生、大健康"理念和"健康融入所有政策"的方法论，下一步实现健康优先整体上的充分发展起见，必须深度融入"五位一体"总体布局的"每一位"建设领域，以健康优先牵动优化"五位一体"总体布局的结构，进而实现健康优先与"五位一体"总体布局的相互促进的良性互动局面。

（二）努力缩小区域间、领域间结构性差异，促进健康优先的平衡发展

前述实证结果同样揭示了我国当前健康优先的不平衡发展问题：既存在不同省域之间的差异性，也形成了Ⅰ、Ⅱ、Ⅲ三类地区的划分，更存在不同地区、不同省份内部"五

位"领域间的差别。尽管这种差异性的存在有着历史和自然等多方面的原因，在一定程度上也有其合理性，没必要也不可能完全祛除彼此间的差异性，但是秉持目标导向、需求导向、问题导向的原则，我国下一步实现健康优先的平衡发展必须尽量缩小区域间、领域间的结构性差距。由于 31 个省份以及 Ⅰ、Ⅱ、Ⅲ 三类地区在健康优先融入"五位一体"总体布局方面的优势不一、短板各异，各省各地区在下一步都需要根据自身的实际情况来确定未来发展的切入点、结合点和关键点。例如，对处于第 Ⅰ 类高值地区的浙江、北京、上海、江苏四地，在凸显其经济、政策、资源优势的同时，应注重加强文化建设和社会建设领域的健康优先力度，通过"五位"建设一体化发展实现健康优先提质增效。而第 Ⅱ 类地区中的四川、陕西、海南三省经济建设和文化建设短板较为突出，下一步就要针对性予以改进，从而推进健康优先的高质量发展。

（三）释放高值地区和先行领域的示范效应，促进健康优先的可持续发展

第 Ⅰ 类高值地区的四个省份健康优先的治理水平整体上较高，应发挥其示范带动和空间辐射作用，重点以北京带动京津冀健康优先一体化发展，以浙江、上海和江苏带动长三角整体提升。除了高值地区的浙江、北京、上海、江苏四地，处在第 Ⅱ 类较高值和第 Ⅲ 类较低值地区的其他省份如果在"五位"建设某个领域或者个别方面表现突出的话，同样可以深度挖掘、凝练升华其成功经验，以形成可借鉴、可复制、可推广的经验做法，激励其他省份结合自身实际探索凸

显地方特色的好路子，从而推动全国范围内健康优先的可持续发展。需要指出的是，我国 2016 年 10 月正式提出健康优先，考虑到时效性、政策生效时间以及数据可获得性，本书仅仅评价了 2019 年我国健康优先融入"五位一体"总体布局的治理状况，没有进行更为长期的观察和分析以探讨健康优先治理的动态变化和发展规律。随着时间推移，相关统计年鉴相继公开发布，以及我国未来几年各省健康优先实践的持续推进和数据调查统计制度的不断完善，后续的研究可以纳入 2020 年以及之后更多年份的指标数据，建立时序立体数据库，进一步探讨新情况下所要运用的治理评价方法，并深度探索健康优先融入"五位一体"总体布局的动态变化规律、未来发展趋势和有效着力点，从而更好地推进我国健康优先的充分发展、平衡发展、可持续发展。

第三节　健康优先的地方治理评价：
琼案观察

　　特别指出的是，自 2020 年新冠肺炎疫情发生以来，在全社会形成了前所未有的敬畏生命、珍爱健康的氛围，海南这座健康岛越发引人瞩目，如火如荼的自由贸易港建设与健康治理现代化的融合发展成为重要命题。在新时代"健康优先"的地方治理实践中，可以选择海南省作为典型案例进行重点剖析。笔者之所以以海南作为个案，除了该省具备施行健康优先的得天独厚的优越地理区位条件之外，海南的经济社会因素亦是重要考量。可以预见，在接下来加快推进海南自由贸易港建设的新征程中，海南省卫生健康事业地位特殊，牵一发而动全身，务必尽快摸清海南健康优先的治理现状和突出问题，从而针对性地优先建设健康海南、提升健康优先的治理效能，为加快建设海南自由贸易港做好坚实的健康保障。

一、以海南作为地方典型的考虑

海南享有独特生态环境优势，又被中央赋予"三区一中心"战略定位（建设全面深化改革开放试验区、国家生态文明试验区、国际旅游消费中心和国家重大战略服务保障区），全域健康推进工作理应走在兄弟省份前列。2021 年是海南自由贸易港建设的关键之年，健康事业与健康产业无疑将在新的时空坐标中扮演重要角色，健康海南建设尤其不容忽视。优先推进健康海南建设，提升海南健康优先的治理水平，成为新时期海南自由贸易港建设的题中应有之义。

（一）海南自由贸易港建设兼容于健康优先的优良基因

海南地理位置独特，拥有全国最好的生态环境，同时又是相对独立的地理单元，具有成为全国改革开放试验田的独特优势，在我国改革开放和社会主义现代化建设大局中具有特殊地位和重要作用[①]。正因为此，建设海南自由贸易港与施行健康优先非但并行不悖，而且相互兼容。多年来，海南

[①] 习近平. 在庆祝海南建省办经济特区 30 周年大会上的讲话 [N]. 人民日报，2018-04-14（2）.

一直致力于打造健康岛、生态岛、长寿岛，在全国率先建设生态省，大气和水体质量一直保持领先水平。总体而言，依山傍海的地理环境，孕育了海南居民偏爱原味食品的文化记忆，更加注重营养均衡；海南并没有劝酒、酗酒的社会氛围；独立的地理单元、丰裕的生态资源、自然的生活方式，造就了本土居民自得其乐的平和心态；在亲近自然中，人们亦养成了运动健身的良好习惯。从健康生活方式的四大基石来看，海南居民表现俱佳，故而海南人均寿命高于全国平均水平，"百岁老人"比重很高，海南岛"健康岛"的美誉远播岛外 [①]。作为健康中国的重要组成部分，健康海南的美好愿景在《"健康海南 2030"规划纲要》(琼发〔2017〕4号)、《健康海南行动实施方案》(琼府〔2020〕19号)等省级政策文件中得以描绘，"健康优先"的优良基因在海南自由贸易港的建设征程中必将接续传承。

(二)海南自由贸易港建设着眼于健康优先的制度设计

支持海南逐步探索、稳步推进中国特色自由贸易港建设，分步骤、分阶段建立自由贸易港政策和制度体系，是习近平总书记亲自谋划、亲自部署、亲自推动的改革开放重大举措，是党中央着眼国内国际两个大局，深入研究、统筹考虑、科学谋划作出的战略决策，意义深远，备受瞩目 [②]。在海南自由贸易港建设新起点，贸易、投资、数据的自由化、便捷化也意味着人员和货物的跨境流动性增强以及生产生活

---

① 袁廿一.弘扬健康文化促进健康发展 [N].海南日报，2019-07-17(A07).

② 中共中央国务院印发《海南自由贸易港建设总体方案》[J].中华人民共和国国务院公报，2020(17)：5-16.

方式的转变，而这可能对岛内居民以及进出岛的流动人口的生理和心理健康、社会交往甚至外在宏观环境造成压力，从而使得无论急性传染病还是慢性病的防治都面临前所未有的风险和挑战。为此，2020 年 6 月 1 日中共中央国务院印发的《海南自由贸易港建设总体方案》在制度设计方面明确提出，构建海南自由贸易港政策制度体系要"在明确分工和机制措施、守住不发生系统性风险底线的前提下"进行，并将公共卫生风险与贸易、投资、金融、数据流动、生态等领域重大风险相提并论，要求构建风险防控体系、制定有效措施进行有针对性地防范化解。并且与其他风险相比较而言，《海南自由贸易港建设总体方案》对公共卫生风险防控着墨最多，涉及诸多方面的部署，例如：公共卫生防控救治体系、疾病预防控制体系、公共卫生人才队伍、生物安全防护三级实验室和传染病防治研究所、重大疫情救治、基层传染病医疗服务能力、基层医疗卫生机构标准化的建设以及国际卫生检疫和国际疫情信息合作、出口商品质量安全风险防控等 [①]。所以，海南自由贸易港建设在顶层设计方面已经着眼于健康优先的品质定位和制度安排。

（三）海南自由贸易港建设逐梦于健康优先的时代征程

考虑到历史欠账原因，当前海南卫生健康领域发展不平衡不充分的矛盾仍然突出，不仅直接影响到"看病难、看病贵"问题的解决和"小病不进城、大病不出岛"目标的实

---

① 中共中央国务院印发《海南自由贸易港建设总体方案》[J]. 中华人民共和国国务院公报，2020（17）：5-16.

现①，也对防范公共卫生风险构成了较大挑战。所以接下来加快推进海南自由贸易港的建设，必然要求赋予健康海南以基础性支撑地位和优先性保障角色。海南施行健康优先势在必行、异常紧迫。为进一步构建与海南自由贸易港建设要求相匹配的公共卫生安全环境，2020 年 9 月 3 日，中共海南省委、海南省人民政府专门印发了《关于完善重大疫情防控体制机制健全海南自由贸易港公共卫生体系的若干意见》（琼发〔2020〕13 号），就完善重大疫情防控体制机制、健全海南自由贸易港公共卫生体系提出了具体的分阶段的建设目标、重要内容、责任分工和保障措施。在海南自由贸易港的建设征程中，健康优先只能加强、不能削弱。概言之，以习近平新时代中国特色社会主义思想为指导，深入贯彻习近平总书记关于卫生健康工作的系列重要讲话和重要指示批示精神，海南唯有施行健康优先，努力提升全面维护和促进全岛屿、全人群、全生命周期健康的治理水平，积极寻求重点领域突破，接续打造享誉全球的健康岛、长寿岛、生态岛，才能持续提升海南省吸引人才、留住人才、用好人才的综合竞争力，从而为接下来加快建设海南自由贸易港提供强有力的条件支撑和要素保障。

二、海南当前健康优先的治理状况评价

结合前文实证分析结果，可以发现海南其实就是我国健

---

① 况昌勋．沈晓明：努力实现"小病不进城、大病不出岛"目标 [EB/OL]．（2016-12-30）[2021-01-12]．http：//www.hainan.gov.cn/hainan/ldhd/201903/55087e8f343f4880a678400b64ca2df1.shtml.

康优先发展现状的一个缩影，既在总体上发展不充分，也存在"五位"领域间发展不平衡的问题。如表 6-3、图 6-3 所示，整体而言，当前海南省健康优先融入"五位一体"总体布局的治理效能在全国 31 个兄弟省份中位居中等偏下水平（满分为 1，得分 0.365，位列第 19 名），可归于欠发达地区。除了总体治理水平欠佳外，海南健康优先的治理效能在"五位"领域间的结构性差异也很明显。在"五位"准则层的得分中，海南表现得较为扎眼的首先是经济建设健康优先，于全国 31 个省份中位居第 27 名（满分 0.2，得分 0.036），在兄弟省份中排名几乎倒数，观照自由贸易港的定位比较尴尬。尽管海南近年来对医疗健康产业非常重视，早在 2015 年海南省政府就把医疗健康产业规划为"十三五"期间重点发展的十二大特色产业之一，但由于经济基础、医疗基础都相对薄弱，海南省经济建设领域的健康优先呈现出"目标高、起点低、发展缓"的特点。需要指出的是，海南省医疗健康产业目前仍处于夯实基础、积蓄实力的阶段，下一步加快建设海南自由贸易港更需要以医疗健康产业为突破，在大力发展博鳌乐城国际医疗旅游先行区高端医疗健康服务的同时，也要着重提高普通居民的卫生服务质量和大健康消费水平，从而以医疗健康产业激活岛内经济建设"健康优先"的可持续发展。除了经济建设健康优先的短板之外，海南政治建设健康优先的治理效能也不容乐观（满分 0.2，得分 0.075，位列第 26 名），这固然有其卫生健康服务基础差、底子薄的历史因素，但按照守住公共卫生风险防控底线的要求，对标建设自由贸易港的勃勃雄心和打造健康岛的美好愿景，海南下一步在卫生资源投入、医疗服务效率、医疗服务水平等方面都有较大的提升空间。

令人鼓舞的是，海南社会建设健康优先的治理成绩斐然（满分 0.2，得分 0.107，位列第 7 名），尽管仍没有达到及格水平（按满分 0.2 的 60% 计，及格分为 0.120），与先进省份相比仍有差距，但得益于近年来该省对卫生健康财政投入力度的加强，尤其是基层医疗卫生机构标准化建设的高位推进，政府卫生支出弹性系数较高，增速高达同年 GDP 增速的 3 倍余，居民卫生和健康的获得感大大提升。但不可忽视的是，底线安全是实现社会建设健康优先的必要条件，必须进一步强化食品安全、出行安全，才能为海南自由贸易港建设提供和谐有序的社会安全保障。令人欣慰的是，在生态文明建设健康优先方面（满分 0.2，得分 0.080，位列第 13 名）和文化建设健康优先方面（满分 0.2，得分 0.068，位列第 12 名），海南均处于全国中等水平。出乎意料的是，尽管在生态环境（良好的水和空气质量）方面有着得天独厚的自然优势，在爱国卫生运动的传承与创新方面亦可圈可点，海南生态文明建设健康优先方面并没有遥遥领先。调研发现，这主要受限于组织管理和技术创新等人为因素，横向比较来看海南环境污染治理和生态环境保护的能力和水平不容乐观，特别是县城污水处理率、一般工业固体废物综合利用率、人均公园绿地面积亟待提升，下一步需要充分利用巩固提升卫生城市卫生村镇、优化升级健康城市健康村镇的契机，大力加强健康优先的生态文明治理能力。此外，目前海南文化建设健康优先的治理短板主要在于健康检查比例和公众健康教育活动较为不足，今后健康教育和志愿服务水平还有待进一步提高，当然"以文化之"的软实力绝非一日之功，更需要下硬功夫。

三、海南今后推进健康优先的相关思考

结合海南健康优先的治理现状和突出问题，对照未来发展愿景，该省今后推进健康优先可充分挖掘自身全国最大经济特区、最好生态环境、自由贸易港和国际旅游岛的优势，以重点领域的突破带动健康优先融入"五位一体"总体布局的治理水平的全面提升。

（一）释放全国最大经济特区优势，探索健康优先的治理改革

站在加快建设海南自由贸易港的新起点，海南要用足用活用好全国最大经济特区的先行先试优势，在卫生健康公共服务供给领域率先改革、敢闯敢试，积极构建健康优先的体制机制，为实现全方位、全人群、全生命周期的健康福祉提供制度保障。

一是主动探索健康优先的顶层设计。一方面，尽快探索与海南自由贸易港发展相适应的健康优先的法律安排。目前我国卫生健康领域已具备基础性、综合性的母法规范，《中华人民共和国基本医疗卫生与健康促进法》业已出台，建议海南利用经济特区立法权和地方立法权主动探索自由贸易港建设中的卫生健康立法，为自由贸易港中的健康事业和健康产业发展提供进一步的法律遵循，为国家后续的卫生健康立法提供参考。另一方面，明确树立健康优先发展战略。激励各级各部门把健康海南放在经济社会发展的优先地位，将健康

优先置于"多规合一"改革全局中，想方设法确保健康融入各项政策，形成跨部门协同促进健康的合力。此外，建议尽快督促成立海南各级各地"健康行动推进委员会"，并由党政领导"一把手"任委员会主任亲自抓、带头做，将主要健康指标纳入各级各部门相关责任人的绩效管理指标体系，探索构建监测、评价、考核制度，推动健康促进工作落实到位。

二是积极构建健康优先的卫生服务体系。与海南自由贸易港发展相适应，建立健全覆盖城乡居民的基本医疗卫生与健康服务体系。进一步丰富基本和重大公共卫生服务内容，例如，在国家规定的 2021 年居民医保和基本公共卫生服务经费人均财政补助标准分别再增加 30 元和 5 元的基础上 ①，组织研究适当提高海南对应的补助标准，既要量力而行又要尽力而为，使无论定居或流动的全岛居民都能及时享有均等化、高质量的基本公共卫生服务。遵循疾病谱转向慢性病为主的规律，持续强化慢性病综合防控服务体系和工作机制，重点加强心脑血管疾病、癌症、慢性呼吸系统疾病、糖尿病等慢性病种的筛查和早诊早治。考虑到今后海南自由贸易港建设中人口、货物高流动性的特征，病毒传播、感染的风险相对加大，建议加强重大传染病的防控，尤其要建立完善急性传染病监测预警机制。

（二）释放全国最好生态环境优势，夯实健康优先的基本保障

作为中国唯一热带海岛省份，海南要紧紧瞄准中华民族

---

① 李克强. 政府工作报告 [N]. 人民日报，2021-03-13（1）.

的四季花园愿景，充分利用全国最好的生态环境这个资源禀赋优势，将环境治理、目标人群、食品安全惠民有效融合起来，化生态优势为健康优先发展优势，充分彰显中华宝岛宜居宜业宜游宜养的综合实力。

一是始终恪守健康优先的环境保护方略。良好的生态环境是居民健康的前提条件，也是投资国民健康的重要渠道，更是区域间竞争与合作的基本支撑。海南要深知自身发展的最强优势和最大本钱就在于良好的生态环境，坚持生态立省不动摇，协同开展冠以卫生、美丽、文明、健康等不同门类称号的城市（村镇）品牌创建活动以及城乡环境综合整治工作，形成跨部门合力，避免政策碎片化，让海南的山更绿、水更清、天更蓝、空气更清新，切实打造好中华民族的四季花园。要秉持健康环境王牌，积极推进区域合作，建议牵头成立中国（国际）自由贸易港健康城市联盟，由会员城市轮流举办年会，探索其他定期或不定期活动，围绕自由贸易港视域下的健康环境促进主题进行理论探讨和经验交流。

二是突出抓好健康优先的重点目标人群。卫生健康服务的全人群覆盖，与宜居宜业宜游宜养的重点目标人群的精准识别和个性化服务并不矛盾。按照全生命周期中健康存量动态变化和自然损耗的客观规律，尤其考虑到海南养老养生和休闲旅游的需求俱增，应优先瞄准老年人口、残疾人口、妇幼人口、少年儿童等重点人群，强化老年常见病、慢性病的健康指导和综合干预，提高妇女常见病筛查率和早诊早治率，加强少儿疾病综合防治。此外，自由贸易港的创业宜业愿景也要求海南加强职业健康保护，积极建设健康工作场所，构建和谐劳动关系，坚决摒弃妨害劳动者身心健康的理念，预防和控制威胁危害健康的生产行为。

三是协同推进健康优先的食品安全惠民政策。民以食为天，食品安全与价格至关重要。立足优越生态环境和特色农业资源，海南要以市场需求为导向，以科技创新为支撑，以互联网为助力，突出营养和健康价值，提升农产品标准化种植和精深加工水平，做大做强热带作物、水果瓜菜、深海养殖、海陆一体化海洋农牧业等绿色健康食品品牌。同步提升食品可及性，加大价格惠民力度，加强和创新监管方式，"从农田到餐桌""从线上到线下"层层设防、严加把守，形成源头、生产、储存、运输、消费各环节全过程无死角的监管格局，保障居民"舌尖上的民生""口福中的健康"，让老百姓吃得放心、吃得实惠、吃得健康。

（三）释放自由贸易港和国际旅游岛优势，寻求健康优先的关键突破

坚持健康优先，更要深度释放中国特色自由贸易港和国际旅游岛优势，发挥"一带一路"倡议支点、博鳌亚洲论坛、毗邻东南亚、泛珠三角等优势，打好医疗健康、旅游休闲、开放合作的组合拳，持续提升健康岛、自由贸易港、国际旅游岛的知名度和美誉度。

一是与时俱进健康优先的思想观念。健康涉及身体、心理、社会适应多维度考量，自由贸易港下其影响因素更加广泛，且经济社会因素起决定性作用。根据《健康海南行动实施方案》（琼府〔2020〕19号），海南居民健康素养水平2017年才10.08%，近几年虽有所提升，但对标2030年至少不低于35%的目标和任务，尤其是对标海南自由贸易港的愿景

和要求，仍有一定压力。建议进一步加强健康教育与健康促进，构建卫健、自贸、发改、科教、财政、文体、人社、民政等跨部门合作机制，组织实施好健康中国（海南）战略及行动，推进健康优先理念入脑入心入行动，推动"以治病为中心"转向"以健康为中心"。营造"尊医、重卫、促健康"良好氛围，形成全社会共建共治共享健康海南的强大向心力和凝聚力。

二是开门实施健康优先的产业政策。健康产业是满足人民日益增长的健康需求、建设海南自由贸易港的有力支撑，也是打造国际旅游消费中心的金字招牌。新冠肺炎疫情以及全球经济低迷大环境等外在不利因素给海南地方财政带来一定的挑战，但也激发出更强劲的健康需求，不妨在健康产业率先全面实行自由贸易政策，深度推行极简负面清单管理，进一步促进健康产业高质量发展。以扎实推进各项健康行动为契机，建议与省域内各级各地"健康行动推进委员会"相互呼应，支持在海南率先成立各级民间"健康行动联合会"，协同推进政府、居民、市场、社会良性联动，打破产业边界，力促多方融合，大力支持社会力量举办医疗健康机构，催生旅游、养老、互联网等融合健康的新产品、新业态、新模式。充分释放博鳌乐城国际医疗旅游先行区核心引领作用，研究筹办中国自由贸易港健康产业博览会，做大做强包括南药黎药、海洋生物在内的医药产业，大力推动医疗器械转型升级，积极发展康养服务业。

三是加快打造健康优先的开放高地。作为海上丝绸之路的重要支点、国际旅游岛和中国特色自由贸易港，海南更被赋予深度开放的空间和机遇。加快自由贸易港建设更要先行推动健康产业的高度开放，适时将博鳌乐城国际医疗旅游先行区的政策在全岛实施。同时，建议海南尽早牵头建立健康丝绸之路联盟，进而深化省际、区域乃至国际卫生健康领域的交流合作。瞄准海岛休闲度假和国际健康旅游目的地，通过琼海、海口、三亚等地引领带动全岛东中西部协同开放，精准对接来自中高纬度国家和地区游客的有效需求，积极打造健康旅游尤其是中医药品牌，彰显中医治未病魅力。重点依托区域全面经济伙伴关系协定（RCEP），利用本地特色资源和地缘优势，加强热带医学、旅游医学、康复医学、传统医学等技术交流，推动医疗健康领域包括中医药的产品贸易和服务贸易高质量发展，为打造健康丝绸之路、构建人类卫生健康共同体贡献中国力量、展现海南担当。

第七章

研究结论与政策建议

本书紧紧围绕中国特色社会主义进入新时代背景下健康优先的逻辑与治理这一主题，坚持目标导向、需求导向、问题导向，面向健康优先的时代迷思、科学内涵、生成逻辑、综合治理等研究对象进行展开。研究首先凝练、提出一个假说即健康优先的时代迷思，再尝试寻求破解迷思之道：力求厘清健康优先的科学内涵，基于理论逻辑、实践逻辑和历史逻辑的不同视角演绎健康优先的生成逻辑，探索构建健康优先融入"五位一体"总体布局的治理框架以及相应的指标体系和治理评价模型，继而评价我国当前健康优先的治理状况并发现突出问题，最后提出今后一个时期施行健康优先的主要政策建议。

第一节　主要研究结论

一、健康优先兼具中国特色和人类共识

健康优先是一个富有中国特色的新生词汇，在当下颇具政策意涵和实践指向。无论是出于人类的实践经验认知还是理论逻辑演绎而言，健康优先都有着天然而又必然的应然性，价值观层面的普适性已使健康优先成为人类共识。尽管在国际上并无直接对应健康优先的表述，但一些国际权威组

织如联合国、世界卫生组织以及部分发达国家如美国、芬
兰、日本等，都提出了类似健康优先的宣言，积累了促进健
康优先的经验做法，形成具有广泛共识的跨部门合作、健康
促进、将健康融入所有政策等系统性治理健康的理论和实践
范式可资借鉴，所以对人类社会而言健康优先还有着方法论
上的共通意义。进入中国特色社会主义新时代，我国提出并
施行健康优先已经水到渠成，这是因为不仅已经具有相当的
经济实力和硬件基础，也基本具备相应的顶层设计和软件支
撑。我国提出并施行健康优先，既是对长期以来国内卫生健
康事业发展规律的深刻认识和精准把握，也是对世界范围人
类卫生健康共同体发展趋势的主动顺应和积极引领。

二、健康优先命题可视为一个时代迷思

作为应然的价值追求，健康优先在我国正遭遇现实的困
境，应然与实然之间的反差形成了一个时代性的迷思：对于
健康优先，每个人"想起来"都很向往，大家"谈起来"亦
能形成共识，但是"做起来"往往难以到位，导致当前我国
人民对于健康优先的认知和愿望，与健康优先的实际行动和
结果之间似乎存在着难以逾越的鸿沟。多年来我国经济高速
增长在带来相当丰裕的物质财富和现代化成果的同时也对人
民的健康构成了形形色色、程度不一的挑战和损害。堪忧的
国民健康状况，存在偏差的健康治理靶向，积弊甚深的健康
社会因素，加之人民日益增长的包括健康在内的美好生活需
要，呼唤健康优先的治理方案的出台和实施，以破解这一时
代迷思。

三、健康优先具有科学而丰富的内涵

《"健康中国 2030"规划纲要》对健康优先所做的简明扼要的表述，为系统阐释健康优先的科学内涵提供了重要线索和参照。除了蕴含的基本价值判断和方向引领功能外，健康优先还应具有明确的实践意涵和鲜明的工具属性。秉持合规律性与合目的性有机统一的原则，遵循人力资本的实践进路，从历史时空和战略视野中可以梳理我国健康优先的演进脉络和政策语境，而面向新时代卫生健康领域的主要矛盾，贯通目标设定、政策融入、绩效评价等管理流程，并变换宏观、中观、微观各级行为主体，则可以系统而全面地呈现健康优先的丰富内涵。健康优先既有在顶层设计层面着眼于改善和提升人力资本存量的方略引领考量，也有优先设置健康目标导向、力求实现将健康融入所有政策的中国化、进行有利于健康的绩效评价等具体流程管理中的战术策略意义，还有不同视野下主体变换中的丰富内涵，例如宏观议程设置，政策、区域、行业等中观层面的制度集成，以及个人、家庭、单位等微观层面的具体意涵。

四、健康优先的生成逻辑可从理论逻辑、实践逻辑和历史逻辑三个视角依次演绎

总体来看，当前我国提出并施行健康优先不但内生于理论逻辑，亦根植于社会现实，还属于历史发展的必然。

首先，健康优先的理论逻辑具有内在必然性。这可以基

于法理逻辑、价值逻辑和生产逻辑的三重维度构建一个分析框架进行演绎。公民的生命权、健康权和发展权的保障和维护，是从微观个体层面催生健康优先的法理逻辑。继而由无数公民个体汇聚到人民群众层面，健康优先与"以人民为中心"的发展思想共轭产生"以人民健康为中心"的理念，健康优先的价值逻辑不言自明。健康优先本质上着眼于"现实的人"这一具有能动性的生产要素，健康优先的生产逻辑便在生产力与生产关系相互协同中得以演绎和实现，这既有利于人力资本的"再生产"，也有利于改善和提升健康人力资本存量。

其次，健康优先的实践逻辑遵循了客观规律。在我国，无论是公民个体还是国家集体，对于健康优先的认知和抉择都似乎不可避免地经历了由迷茫、错乱、混沌，到觉醒、珍惜、追求的波澜历程，在历史长河和社会实践中演绎了并将继续演绎着抉择、坚持和深化健康优先这一铁律的基本逻辑。遵循问题流、政策流、政治流的多源流理论进行链接，结合我国当前人口结构的老龄化特征在加速现代化的进程中呈现出的未富先老、寿而不康、未老先衰等诸多特征化事实，以及多发性疾病引致的各种经济社会负担、人们日益增长的健康需要和不平衡不充分的卫生健康服务供给等重大现实问题，新时代我国施行健康优先已经形成了明确的逻辑依据和现实指向。应以健康优先的战略设计减缓与日俱增的疾病负担，以健康优先的价值取向呼应日益强劲的健康需要，以健康优先的指导原则引领健康服务的供给侧结构性改革。

再者，健康优先的历史逻辑具有发展的必然性。放眼继往开来的历史时空中，可以发现我国正在大力施行的健康优先战略其实根植于中华文化的优良基因，与传统中医养生文化以及谋求百姓福祉的治理理念一脉相承。而新中国成立以来波澜壮阔的建设、改革、发展进程，则为人民群众追求健康优先的制度演进提供了肥沃土壤。展望未来，健康优先战略将继续在中华民族伟大复兴和人类可持续发展征程中得以强化并贡献出新的正能量。

五、健康优先的治理框架可融入"五位一体"总体布局进行系统性构建

立足新时代新的历史方位，秉持"大卫生、大健康""以人民健康为中心"的理念和"将健康融入所有政策"的原则，坚持目标导向、需求导向、问题导向，瞄准全面建成小康社会后，分两阶段实现社会主义现代化的宏伟目标，可以探索构建健康优先的系统性治理框架。在总体治理方面，基于目标管理法和层次分析法，遵循《中华人民共和国基本医疗卫生与健康促进法》，重点结合《"健康中国 2030"规划纲要》《健康中国行动（2019—2030 年）》等健康中国建设有关文件，融会"五位一体"总体布局，本书提出经济建设健康优先战略、政治建设健康优先战略、文化建设健康优先战略、社会建设健康优先战略、生态文明建设健康优先战略等五个子战略作为主要机制，以及各个子战略下若干重点工程作为重要支撑。在具体治理方面，建议以宏观顶层设计（战略、法律、制度等）为引领，以中观集结平台（政策、城市、行业等）为主体，以微观健康细胞（社区、学校、企业、家庭等）为支撑，全面加强宏观、中观、微观各层面各

主体健康优先的治理能力。

六、通过构建健康优先的治理评价模型可以透视我国当前的治理现状

　　根据健康优先融入"五位一体"总体布局的治理框架，考虑到"五位一体"总体布局的层次性和结构性以及健康优先融入其中的规律性和不确定性，可运用主客观相结合的方法构建健康优先的治理评价模型。首先，遵循科学性、系统性、代表性和可获性等原则选取指标，运用目标层次法，由目标层、准则层和指标层三个层次共同构成健康优先的评价指标体系，再运用均权—熵权法对准则层进行各 20% 的均值法赋权、对指标层各个指标进行综合赋权，并采用线性加权综合法构建治理评价模型。尔后经过指标数据标准化处理和各指标权重综合赋权，再运用健康优先的治理评价模型计算我国 31 个省、自治区、直辖市（港澳台除外）2019年健康优先的"五位"准则得分及综合得分，并进行排序对比、聚类分析。研究发现，我国总体上健康优先的治理水平不高，各省的治理效能尚未达到及格水平，即得分未能超过理想水平（满分为 1）的 60%。31 个省份按照治理水平由高到低分为三类，浙江、北京、上海、江苏四个省份位于第一梯队，辽宁、广西、甘肃、山西、黑龙江、西藏、新疆、云南和吉林 9 个省份处于较低值的第三梯队，其余 18 个省份，即广东、四川、重庆、河南、湖南、贵州、陕西、天津、山东、内蒙古、江西、福建、湖北、宁夏、海南、河北、安徽、青海，属于获得较高值得分的地区，可归于第二梯队，

这与经济社会整体发展水平一致，治理水平在空间区域和"五位"领域均存在不平衡状况。以海南省作为地方典型进行观察可得出个案意义。健康优先的高质量发展是下一步的主旋律，区域间、领域间的平衡、充分发展则是治理现代化的关键。

第二节　主要政策建议

结合前文关于健康优先的逻辑和治理研究，可以发现我国当前的健康优先尚处于起步阶段，发展不充分不平衡的问题突出，下一步通过政策引导撬动、发挥效力的空间还很大。基于全生命周期的视角审视现有政策执行情况和拟设的增量政策空间，坚持目标导向、需求导向、问题导向，考虑政策的可行性和有效性，从战略部署、顶层设计，到目标设置、组织领导，再到工作载体、任务抓手，最后到政策协同、绩效考核，提出对健康优先各环节、全流程进行集成创新、协同治理的政策建议。

一、夯实健康优先战略，推动治理现代化

以健康优先引领、促进中华民族伟大复兴事业，在推进"五位一体"总体布局中明确健康优先的战略地位，在建设健康中国的实践中突出健康优先的基本原则，建立健全相应的治理体系，不断提升各层级各主体的治理能力，以治理现代化保障健康优先的有效施行。一是要在新时代树立、坚

持和提升健康优先的战略地位。围绕传承人力资本优先发展战略的主线，在持续贯彻好施行多年的"教育优先""就业优先""人才优先"发展战略的同时，更加突出地抓好健康优先战略部署，强化健康优先在健康中国建设乃至"五位一体"总体布局中的引领功能。二是要促进健康优先的高质量发展。以充分实现健康优先的理想目标为导向，在空间上发挥先行地区的示范带动作用，推进健康优先一体化发展；在内容上更好地寻求健康优先与经济建设、政治建设、文化建设、社会建设和生态文明建设的具体切入点、结合点，最终实现健康优先融入"五位一体"总体布局的全面发展和均衡发展。三是要推动健康优先的治理体系和治理能力现代化。建立健全涵盖战略部署、顶层设计、目标设定、集成政策和考评机制等内容的健康优先治理体系，全面提升各层面各领域各主体优先维护和增强健康资本存量的能力和水平，积极探索健康优先治理现代化的新路子。

二、明确健康优先导向，加强组织体制建设

在经济社会发展各个领域坚决秉持健康优先的指挥棒，倒逼建立相应的政绩观、任务书和绩效考核体系，并辅以对应的组织体制保障。一是要把人民健康作为发展的优先目标。改变不利于健康优先的思维惯式和传统做法，破旧立新，在经济社会发展规划和计划中优先考虑人民健康福祉，倒逼领导干部树立健康优先的政绩观，因地制宜、逐渐探索淡化甚至取消地方 GDP 考核指标，加大生态环保、社会公平、民生保障等促进健康的考核指标权重。二是要建立健

康优先的组织领导体制。建议重点结合《中华人民共和国基本医疗卫生与健康促进法》《健康中国行动组织实施和考核方案》，由各级党政一把手担负健康促进的总责，协同开展跨部门合作，统筹推进健康优先与"五位一体"总体布局中的各领域建设融合发展。三是要借鉴世界卫生组织（WHO）下设"健康社会决定因素委员会"的做法，在各级"健康行动推进委员会"或"爱国卫生运动委员会"中设立"健康融入审查委员会"，监管相关政策健康融入情况，实行妨害健康的一票否决制，确保发展规划、公共政策、重大项目等优先保障人民健康福祉。

三、统筹把握工作载体，用好各层级主要抓手

围绕健康优先的主题，结合生产生活生态实际谋划好一系列工作载体与活动平台和项目，进一步丰富活动项目的内容和路径，突出抓住组织开展相应活动项目的各层级主要抓手。一是要创新拓展爱国卫生运动。把爱国卫生运动这个"老传统"融入新时代的"新作为"，在巩固提升卫生城市卫生村镇卫生家庭创建水平的同时，同步接续深化健康城市健康村镇健康家庭的建设工作，动员全社会共建共享。二是要进一步丰富健康促进内容。以健康中国行动为重要遵循，围绕妇幼、老年人、残疾人、流动人口、青少年等重点人群健康问题和需求，及时提供针对性指导和干预，大力开展群众喜闻乐见的教育和健身活动，全方位全周期促进人民健康。三是要加强健康促进和健康教育的人才队伍建设。秉持"大卫生、大健康"和"预防为主"的理念，强化健康促进领域

尤其是公共卫生、健康教育等相关人才的正规教育和在职培训力度，选优建强一线人才队伍。

四、有效协同相关政策，充分释放集成效应

为避免政策碎片化和重复建设、低效工作，应面向妨害健康优先的现实问题和工作堵点，加强部门间沟通协调，积极推进政策集成创新，合并具有重复嫌疑的政策，打通交叉性政策的效力范围，重点打造一批重点品牌和项目。一是要建立健全健康融入的政策支撑体系。各地应面向当前影响本地区居民的主要健康危险因素，加大对公共卫生、食品药品安全、环境治理、收入均等化、人才培养等支持力度，形成维护和促进健康的政策合力。二是要合力打造健康城市健康村镇品牌和项目。减轻基层工作负担，避免出现雷同政策发自多个部门，以及规避治理政策碎片化起见，建议从中央到地方积极整合相关部门所辖的品牌培育资源。例如，可以将健康城市与卫生城市、文明城市、智慧城市、慢性病综合防控示范区融合共建，将健康村镇与卫生村镇、美丽乡村、农村厕所革命等品牌联动推进。因为分别作为卫生城市卫生村镇的升级版，健康城市与文明城市、智慧城市、慢性病综合防控示范区的建设多有交叉之处，健康村镇与美丽乡村具有不少共同的要求，而农村厕所革命则是卫生村镇、健康村镇、美丽乡村的基础性工程。再如，当前爱卫系统牵头的健康细胞工程，与健康教育系统主导的健康促进场所建设，两者本质相同，但从国家卫健委到各省一直没有具体而明确地统一两者的建设标准，到了基层往往无所适从，建议将二者

合并联动建设。此外，将卫生健康专项规划与其他领域规划相衔接，并把健康融入"十四五"经济社会总体规划。三是要创新部门协同机制。跨部门合作与品牌共创活动涉及面广，信息沟通面临一定挑战，部门协调无法回避，需要探索、加强纵横向的协同治理。

五、配套跟进绩效考核，形成常态化激励机制

健康优先的战略部署和战术安排相对而言系新生事物，任务艰巨，涉及面广，具体落地工作并不像经济建设一样为领导干部轻车驾熟，所以要发挥好绩效考核指挥棒的导向作用，建立常态化的考评考核体制机制，通过及时、严明的奖惩措施倒逼健康优先的落地施行。一是要强化绩效考评制度。遵循《中华人民共和国基本医疗卫生与健康促进法》《中华人民共和国国民经济和社会发展第十四个五年规划和2035 年远景目标纲要》，重点结合《"健康中国 2030"规划纲要》《健康中国行动（2019—2030 年）》等健康中国建设有关文件精神，以大力推进健康中国行动为契机，组织、要求各地党政领导一把手亲自抓、带头做，将健康优先融入"五位一体"总体布局的主要指标纳入绩效考核体系，从严施行考核机制和问责制度，狠抓推动落实。二是要探索建立日常监测预警制度。参照前文所述的健康优先的治理评价模型，选取主要敏感性指标，构建合理的监测模型，建立动态监测数据集，对各地各部门的健康优先工作状况做好监测、评价、预警，及时有效地进行预防、调节和控制。三是要跟进常态化督查指导。围绕健康优先领域具体工作中的重点、难

点和热点，例如，相关政策健康融入情况、健康中国专项行动推进力度、健康细胞建设技术指导与监测评价等，鼓励政府购买第三方服务，运用智库专业技术力量，开展常态化、经常化的督查，及时发现问题，推促工作改进。

第三节　研究不足与展望

搁笔之际再回首，除了衣带渐宽的漫长煎熬和蓦然顿悟的点滴喜悦之外，力有不逮的丝丝遗憾亦缱绻不去。坦率地讲，健康优先这一时代迷思迷雾重重，其生成逻辑和有效治理与经济社会发展各领域相互交织、盘根错节，厘清表象背后深层次的机制并提出切实可行的政策建议并非易事，在规范性研究和实证性分析过程中充满了风险和挑战。不过，在以习近平新时代中国特色社会主义思想的指引下，秉承知识分子"功成不必在我"的精神境界和"功成必定有我"的历史担当，考虑到社会发展的现实需求和探索未知的理论魅力，作者还是坚持正确的政治方向和学术导向，立足学术前沿，弘扬优良学风，牢固树立问题意识、创新意识和精品意识，毅然决然地选择了这条艰难的科研攻坚之路。经过不懈努力，研究工作得到了扎实开展，目前已经取得了预期的成果。但是，囿于作者能力所限，仍存在不少不足之处，主要如下：

研究内容的设计略显庞杂而不够聚焦。本书立足我国新的历史方位，秉持"大卫生、大健康"理念，面向卫生健康领域的重大理论和现实问题，以健康优先的逻辑与治理问题进行专题性研究。尽管作者始终紧紧围绕健康优先，着眼于体现有限目标，力求厘清研究思路、突出重点内容，但由于"大卫生、大健康"理念下健康问题涉及经济社会发展的方方面面，健康优先的命题实际上成为一个系统性工程，这就导致研究过程当中难免旁征博引而显得不够聚焦。加之健康优先属于典型的交叉学科领域，需要借鉴、整合大量相关学科的理论知识和特征化事实，知识结构的欠佳使作者驾驭起来也颇感力不从心。例如，作者试图面向社会现实凝练出健康优先的时代迷思，循着破解迷思的逻辑起点依次对健康优先的科学内涵、生成逻辑和治理模式进行探究，力求结构清晰、条块分明，但呈现出来往往彼此交叉沾黏，甚至在个别材料的使用和观点阐述上有重复强调的嫌疑。再如，健康优先的治理框架和治理评价指标体系的构建，由于涉及"五位一体"总体布局中的诸多内容和海量指标，选取和设定工作更多地基于问题导向、可行性和可获得性来考虑，难以面面俱到，即便如此，选定的内容和指标与健康优先之间的逻辑性仍值得推敲。

　　研究方法的运用尽管多样仍不够扎实。健康优先的逻辑与治理这一命题的性质，决定了既要有理论层面的探究，又要有实操领域的思考，要求作者立足并变换理论工作者、政策制定者和实践操作者的不同视角，综合运用文献研究、比较研究、规范分析和计量模型分析等多种方法将系统性研究予以深入推进。从根本上讲，选题的性质要求梳理、借鉴相关的文献，进而对健康优先的科学内涵、生成逻辑、治理框架进行规范性演绎，但以上板块在进行规范分析的同时并不排除实证研究予以佐证，即使对于起主要支配作用的规范分析而言，其是否具有逻辑自洽性也有待商榷。此外，健康优先治理评价的模型构建和分析应用，无论是从指标的选取、赋值的确定，还是计量方法的使用而言，由于涉及各领域庞杂的指标，如何选取指标并赋予权重以增强对新时代中国现实的解释力，是见仁见智的一大难题，目前还可能存在传导性和解释力的问题需要进一步研究。再者，通过构建计量模型对健康优先的治理现状进行实证分析，需要大样本数据的有效支撑，但公开的调研数据存在时效性、相关性等问题，一手的调查亦需要花费大量的人力、物力、财力，囿于条件限制和可行性的考虑，目前的研究姑且进行了一定变通，后续的数据获取和计量分析也存在很大改进空间。

政策建议的方向性突出但不够具化。为加强健康优先的治理而提出的相关政策建议，尽管面向问题症结，经由多种方法而得出，观点鲜明而有力，但毕竟所涉问题过于宏大，使得政策建议难免倾向于原则性的指导意见，以致所依据的理论深度和实践厚度不足，操作层面的针对性和可行性也有待进一步商榷，这就可能在政策研究专家、政策制定者和执行者看来会有"华而不实"之嫌。

以上诸多方面的缺憾，导致本书在整体上的逻辑性和细节上的严谨性方面还存在不少瑕疵，使得总体架构、理论演绎、实证分析、结论建议的科学性和说服力难免存在一定程度的欠缺。毕竟健康优先是个宏大而系统的创新性命题，任何成果也仅能致力于有限目标、突出研究重点，所以作为一家之言，拙作的局限性显而易见。况且，作者能力实在有限，在此也只能尽力进行尝试性的探索，权做抛砖引玉，期待着能够借此启迪相关学者，并推动后续更多更深入的研究成果问世。

参考文献

1. 2020 年我国卫生健康事业发展统计公报 [EB/OL].（2021-07-13）[2021-09-10]. http：//www.nhc.gov.cn/guihuaxxs/s10743/202107/af8a9c98453c4d9593e07895ae0493c8.shtml.

2. 2020 年全国居民健康素养水平升至 23.15%[EB/OL].（2021-04-01）[2021-04-27]. www.nhc.gov.cn/cms-search/xxgk/getManuscriptXxgk.htm？id=6cede3c9306a41eeb522f076c82b2d94.

3. Abdel R. Omran. The Epidemiologic Transition：A Theory of the Epidemiology of Population Change[J]. *The Milbank Memorial Fund Quarterly*，1971（49）：509-538.

4. Alix Freiler，Carles Muntaner，Ketan Shankardass，et al.Glossary for the implementation of Health in All Policies（HiAP）[J]. *Journal of Epidemiology and Community Health*，2013，67（12）：1068-1072.

5. Brinkerhoff，D. W.，Bossert T. J. *Health Governance*：*Concepts*，*Experience*，*and Programming Options*[R]. Bethesda，2008.

6. Constitution of the World Health Organization[J]. *Public Health Reports*（*1896—1970*），1946，61（35）.

7. Dahlgren，G. and Whitehead，M. Policies and strategies to

promote social equity in health : Background document to WHO—Strategy paper for Europe.[J]. Stockholm : Institute of Futures Studies. 1991（14）: 1063-1069.

8. Denham Harman.The Aging Process[J]. *Proceedings of the National Academy of Sciences*, 1981, 78（11）: 7124-7128.

9. Deolalikar, Anil B.Nutrition and Labor Productivity in Agriculture : Estimates for Rural South India[J]. *Review of Economics and Statistics*, 1988（3）: 406-413.

10. F. D. 沃林斯基. 健康社会学 [M]. 孙牧虹，等，译. 北京：社会科学文献出版社，1992：6.

11. George Croom Robertson. *Hobbes*[M]. New York : AMS Press, 1971 : 49-50.

12. George L. Engel. The Clinical Application of the Biopsychosocial Model[J]. *The American Journal of Psychiatry*, 1980, 137（5）: 535-544.

13. George L. Engel. The need for a new medical model : a challenge for biomedicine[J]. *Science*, 1977, 196（4286）: 129-136.

14. Grossman, M. The human capital model of the demand for health [EB/OL]. https : //www.nber.org/papers/w7078, 2020-01-21.

15. Grossman, M.On the concept of health capital and the demand for health[J]. *Journal of Political Economy*, 1972, 80（2）: 223-255.

16. Healthy People 2030[EB/OL].（2020-08-18）[2021-01-12]. https : //www.cdc.gov/nchs/about/factsheets/factsheet-hp2030.htm.

17. Human Development Report 1990[EB/OL].（1990-07-09）[2020-01-12].https : //www.undp.org/content/undp/en/home/

librarypage/hdr/human-development-report-1990.html.

18. Jacalyn L. Bryan，Helen Fox Fields. An ounce of prevention is worth a pound of cure-shoring up the public health infrastructure to respond to bioterrorist attacks[J]. *American Journal of Infection Control*，1999，27（6）：465-467.

19. John Mirowsky，Catherine E. Ross. Education and Self-rated Health Cumulative Advantage and Its Rising Importance [J]. *Research on Aging*，2008（1）：93-122.

20. L. 贝塔兰菲 . 一般系统论：基础·发展·应用 [M]. 秋同，袁嘉新，译 . 北京：社会科学文献出版社，1987 版 .

21. Lawrence W. Green. National Policy in the Promotion of Health[J]. *Journal of the Institute of Health Education*，1979，17（3）：91-98.

22. Leibenstein，Harvey. Economic Backwardness and Economic Growth[M]. New York：Wiley & Sons，1957.

23. Mushkin，S. J. Health as an investment[J]. *Journal of Political Economy*，1962，70（2）：129-157.

24. Napier A D，Ancarno C，Butler B，等 . 文化与健康关系概述 [J]. 中国卫生政策研究，2016，9（1）：74-79.

25. Rosen，S. Hedonic prices and implicit markets：product differentiation in pure competition[J]. *Journal of Political Economy*，1974，82（1）：34-55.

26. Saegent，S.，Evans，G.W. Poverty，Housing Niches，and Health in the United States[J]. *Journal of Social Issues*，2003，59（3）：569-589.

27. Statement on the second meeting of the International Health

Regulations（2005）Emergency Committee regarding the outbreak of novel coronavirus（2019-nCoV）[EB/OL].（2020-01-30）[2021-04-27]. https：//www.who.int/news-room/detail/30-01-2020-statement-on-the-second-meeting-of-the-international-health-regulations-（2005）-emergency-committee-regarding-the-outbreak-of-novel-coronavirus-（2019-ncov）.

28. T. H. 马歇尔，安东尼·吉登斯，等 . 公民身份与社会阶级 [M] . 南京：江苏人民出版社，2008：11.

29. Thomas S. Kuhn. The Structure of Scientific Revolutions （2ed）[M].Chicago：The University of Chicago Press，1970：10.

30. WHO. Integrated health services—what and why[R]. Geneva：2008.

31. WHO. Life styles and health[J]. *Social Science and Medicine*，1986（22）：117-124.

32. WHO. Ottawa charter for health promotion[EB/OL].（2012-06-16）[2021-05-07].https：//www.who.int/publications/i/item/ottawa-charter-for-health-promotion.

33. WHO. Primary Health Care：Report of the International Conference on Primary Health Care[R]. Alma-Ata，USSR：1978.

34. WHO. World Health Report：Making A Difference[R]. Geneva，1999.

35. WHO.Adelaide Statement on Health in All Policies[R]. Geneva，2010.

36. WHO.The World Health Report 2002：Reducing Risks，Promoting Healthy Life[R]. Geneva，2002.

37. WHO. 中国老龄化与健康国家评估报告 [R]. 日内瓦，2016.

38. Winkleby，M，A. Socioeconomic Status and Health：How Education，Income，and Occupation Contribute to Risk Factors for Cardiovascular Disease[J]. *American Journal of Public Health*，1992，82（6）：816-820.

39. 阿马蒂亚·森. 以自由看待发展 [M]. 任赜，于真，译. 北京：中国人民大学出版社，2002：3-5.

40. 白剑峰. 健康路上，一个都不能少 [N]. 人民日报，2016-11-24（5）.

41. 贝克，邓正来，沈国麟. 风险社会与中国：与德国社会学家乌尔里希·贝克的对话 [J]. 社会学研究，2010（5）：208-231.

42. 蔡昉，张车伟. 劳动经济学 [M]. 北京：中国社会科学出版社，2015：127.

43. 蔡昉. 认识把握人口形势带来的机遇与挑战 [N]. 经济日报，2021-05-21（1）.

44. 曾毅，冯秋石，Therese Hesketh，等. 中国高龄老人健康状况和死亡率变动趋势 [J]. 人口研究，2017，41（4）：22-32.

45. 陈达甫. 老子译注 [M]. 上海：上海古籍出版社，1991：44.

46. 陈鼓应，注释. 庄子今注今译 [M]. 北京：中华书局，1983：393.

47. 陈鼓应. 老子·25章. 译注 [M]. 北京：商务印书馆，2003：241.

48. 陈树文. 试论科学发展观与构建和谐社会的关系——兼论合规律性与合目的性的统一 [J]. 中国特色社会主义研究，2007（1）：64-68.

49. 陈心广，王培刚. 中国社会变迁与国民健康动态变化 [J]. 中国人口科学，2014（2）：63-73，127.

50. 陈云良.基本医疗卫生立法基本问题研究——兼评我国《基本医疗卫生与健康促进法（草案）》[J].政治与法律，2018（5）：100-110.

51. 迟福林.以人民健康至上的理念推进公共卫生治理体系变革[J].行政管理改革，2020（4）：4-12.

52. 春秋繁露·仁义法.阎丽译注[M].哈尔滨：黑龙江人民出版社，2003：147.

53. 邓小平文选：第3卷[M].北京：人民出版社，1993：2-3.

54. 丁香医生.2020国民健康洞察报告[R].杭州：丁香医生数据研究院，2020.

55. 丁香医生.2021国民健康洞察报告[R].杭州：丁香医生数据研究院，2021.

56. 董仲舒.春秋繁露（儒家经典）[M].北京：团结出版社，1997：1180.

57. 多部门关于印发《加大力度推动社会领域公共服务补短板强弱项提质量促进形成强大国内市场的行动方案》的通　知[EB/OL].（2019-02-19）[2021-01-12].http：//www.gov.cn/xinwen/2019-02/19/content_5366822.htm.

58. 鄂振辉.自然法学[M].北京：法律出版社，2005：95.

59. 防治职业病须建立长效机制——国家卫健委、人社部有关负责人详解职业病防治工作[N].光明日报，2019-05-14（16）.

60. 顾雪非，张美丽，刘小青，等.整合型医疗卫生服务体系的构建与治理[J].社会治理，2018（1）：47-55.

61. 顾严.中国还是"未富先老"吗？——基于"老"—"富"关系模式的判读[J].社会政策研究，2019（1）：11-24.

62. 郭亨贞，谢旭，王怡.刍议现代健康概念的分层[J].西北医学教育，2006，14（2）：132-133，135.

63. 郭建，黄志斌 . 中国健康治理面临的突出问题及对策 [J].中州学刊，2019（6）：68-72.

64. 郭清 ."健康中国 2030"规划纲要的实施路径 [J]. 健康研究，2016，36（6）：601-604.

65. 郭湛 . 作为人之程序和取向的文化 [J]. 哲学研究，2016（9）：112-119，129.

66. 国家统计局 . 第七次全国人口普查主要数据情况 [EB/OL].（2021-05-11）[2021-05-18].www.stats.gov.cn/tjsj/zxfb/202105/t20210510_1817176.html.

67. 国家卫健委规划发展与信息化司 . 关于健康中国行动有关文件的政策解读 [EB/OL].（2019-07-12）[2021-01-12].http : //www.nhc.gov.cn/guihuaxxs/s3586s/201907/43580c960ae941cbb544aa8864c7aad6.shtml.

68. 国家卫健委职业健康司：统筹做好疫情防控与职业健康工 作 [EB/OL].（2020-04-23）[2020-11-12]. http : //health.people.cn/n1/2020/0423/c14739-31685530.html.

69. 国家卫生计生委统计信息中心 .2013 第五次国家卫生服务调查分析报告 [R]. 北京：国家卫生计生委，2013.

70. 国家卫生健康委统计信息中心 .2018 年全国第六次卫生服务统计调查报告 [M]. 北京：人民卫生出版社，2021：28-30.

71. 国家学生体质健康标准说明 [EB/OL].（2014-07-17）[2021-05-07]. www.moe.gov.cn/s78/A17/twys_left/moe_938/moe_792/s3273/201407/t20140708_171692.html.

72. 国务院发展研究中心"经济转型期的风险防范与应对"课题组 . 打好防范化解重大风险攻坚战：思路与对策 [J]. 管理世界，

2018，34（1）：1-15.

73. 国务院新闻办就《中国居民营养与慢性病状况报告（2020年）》有关情况举行发布会 [EB/OL].（2020-12-24）[2021-01-21]. www.gov.cn/xinwen/2020-12/24/content_5572983.htm.

74. 国务院总理李克强回答中外记者提问（实录全文）[EB/OL].（2020-05-28）[2021-02-10]. http：//cpc.people.com.cn/n1/2020/0528/c64094-31727942.html.

75. 韩大元. 人民的健康是优先发展的国家战略 [N]. 中国食品安全报，2016-10-25（A02）.

76. 郝枫，张圆."健康中国"视域下我国居民健康资本测度 [J]. 人口与经济，2019（1）：14-30.

77. 何传启. 健康中国：新的生活方式和发展模式 [N]. 中国人口报，2016-11-07（3）.

78. 何传启. 中国健康现代化的路线图 [A]. 科学与现代化，2018（3）：27-40[C]. 中国科学院中国现代化研究中心，2018（14）.

79. 侯云春. 积极应对人口老龄化加快发展养老服务业 [J]. 社会治理，2019（11）：32-34.

80. 胡鞍钢，胡琳琳. 中国宏观经济与卫生健康 [J]. 改革，2003（2）：5-13.

81. 胡鞍钢. 卫生与发展：人民健康优先论 [N]. 社会科学报，2003-10-09（1）.

82. 胡锦涛. 坚定不移沿着中国特色社会主义道路前进为全面建成小康社会而奋斗 [N]. 人民日报，2012-11-18（1）.

83. 胡琳琳，胡鞍钢. 从不公平到更加公平的卫生发展：中国城乡疾病模式差距分析与建议 [J]. 管理世界，2003（1）：78-87.

84. 胡琦. 以人民为中心的发展思想与国家治理现代化 [J]. 重

庆理工大学学报（社会科学），2018，32（10）：143-150.

85. 胡雯.健康中国战略与全球健康治理双向互动 [N].中国社会科学报，2019-07-25（1）.

86. 胡湛.把握老龄化社会治理重要突破点——全人口全生命周期的视角 [N].中国社会科学报，2019-08-09（5）.

87. 华颖.健康中国建设：战略意义、当前形势与推进关键 [J].国家行政学院学报，2017（6）：105-111，163.

88. 黄帝内经 [M].谢华，编著.北京：中医古籍出版社，2000：2，7.

89. 黄帝内经·灵枢 [M].张玉萍，编著.福州：海峡出版发行集团、福建科学技术出版社，2012：108.

90. 黄嘉文.探索促进健康生活方式的政策干预新思路 [N].中国社会科学报，2018-05-09（6）.

91. 黄敏，任栋.中国人类发展指数体系创新与区域比较 [J].经济社会体制比较，2020（1）：170-178.

92. 吉良晨.治未病——中国传统健康文化的核心理念 [J].环球中医药，2008（2）：7-8.

93.《健康文化理论研究》课题组.健康文化论 [J].河北大学学报（哲学社会科学版），2015，40（1）：63-67，159.

94. 健康中国行动（2019—2030 年）[EB/OL].（2019-07-15）[2021-02-10].http：//www.gov.cn/xinwen/2019-07/15/content_5409694.htm.

95. 金登.议程、备选方案与公共政策 [M].北京：北京大学出版社，2006：2.

96. "经济要发展，健康要上去"习近平为健康中国建设再发令 [EB/OL].（2018-04-17）[2021-01-12]. http：//health.people.com.

cn/n1/2018/0417/c14739-29932446.html.

97.《景岳全书·杂症谟选读》编写点校组.景岳全书·杂症谟选读 [M].重庆:重庆大学出版社,1988:69.

98. 柯岩."中国最喜爱运动的国家领导人之一"——外国政要和媒体眼中的习近平之十三 [EB/OL].(2016-01-04)[2020-01-12].https://www.ccps.gov.cn/zt/wgzyyzdxjp/201812/t20181211_118023.shtml.

99. 况昌勋.沈晓明:努力实现"小病不进城、大病不出岛"目标 [EB/OL].(2016-12-30)[2021-01-12]. http://www.hainan.gov.cn/hainan/ldhd/201903/55087e8f343f4880a678400b64ca2df1.shtml.

100. 赖斯.压力与健康 [M].石林,等,译.北京:中国轻工业出版社,2000:9.

101. 李斌.实施健康中国战略 [N].人民日报,2018-01-12(7).

102. 李昶达,韩跃红.健康中国评价指标体系的构建 [J].统计与决策,2019,35(9):24-27.

103. 李富荣.抓好预防保健,促进事业发展 [J].中外医学研究,2011,9(12):111.

104. 李军.专家建议以"健康优先"理念深化环保制度改革探索健康风险管理倒逼机制 [N].中国环境报,2015-08-04(4).

105. 李克强.政府工作报告 [N].人民日报,2021-03-13(1).

106. 李克强.政府工作报告 [N].人民日报,2016-03-18(1).

107. 李克强.政府工作报告 [N].人民日报,2017-03-17(1).

108. 李克强.政府工作报告 [N].人民日报,2019-03-17(1).

109. 李克强在第九届全球健康促进大会开幕式上的致辞 [EB/OL].(2016-11-23)[2021-01-12]. http://www.gov.cn/guowuyuan/2016-11-23/content_5136625.htm.

110. 李玲，傅虹桥，胡钰曦. 从国家治理视角看实施健康中国战略 [J]. 中国卫生经济，2018，37（1）：5-8.

111. 李玲，江宇. 健康中国战略将开启新时代 [J]. 中国党政干部论坛，2016（9）：80-82.

112. 李玲. 全民健康保障研究 [J]. 社会保障评论，2017，1（1）：53-61.

113. 李顺德. 价值论 [M]. 北京：中国人民大学出版社，2007：26-27.

114. 李滔，王秀峰. 健康中国的内涵与实现路径 [J]. 卫生经济研究，2016（1）：4-10.

115. 联合国人权事务高级专员办事处，世界卫生组织. 健康权（概况介绍第 31 号）[M]. 联合国，2008：11.

116. 林来梵. 从宪法规范到规范宪法——规范宪法学的一种前言 [M]. 北京：法律出版社，2001：184.

117. 刘恩东. 打造人类卫生健康共同体的时代价值 [N]. 学习时报，2020-03-27（1）.

118. 刘国恩，William H. Dow，傅正泓，John Akin. 中国的健康人力资本与收入增长 [J]. 经济学（季刊），2004（4）：101-118.

119. 刘国恩. 投资健康新常态下的优先选项 [J]. 中国卫生，2015（7）：55-57.

120. 刘国恩. 健康中国战略是中国转型升级的必然选择 [N]. 中国社会科学报，2016-10-20（1）.

121. 刘丽杭. 国际社会健康治理的理念与实践 [J]. 中国卫生政策研究，2015，8（8）：69-75.

122. 刘文萃. "健康中国" 战略视域下中国农村慢性病风险防范与治理推进策略研究 [J]. 领导科学论坛，2016（17）：50-59.

123. 刘月树."生物心理社会医学模式"理论的历史与现实——以恩格尔为中心的学术史考察 [J]. 科学·经济·社会，2018，36（2）：18-25.

124. 卢祖洵，姜润生. 社会医学 [M]. 北京：人民卫生出版社，2013：19-20，140-145.

125. 陆杰华，郭冉. 病态状态压缩还是病态状态扩展？——1998—2014 年老年人健康指标长期变化趋势探究 [J]. 人口与发展，2019，25（6）：76-86.

126. 陆杰华，汪斌. 老龄化社会背景下全生命周期健康服务体系的再建构 [N]. 中国社会科学报，2019-08-09（4）.

127. 陆渊雷. 金匮要略 [M]. 北京：学苑出版社，2008：2.

128. 罗布·巴戈特. 解析医疗卫生政策 [M]. 赵万里，等，译. 上海：上海人民出版社，2012：1.

129. 罗斯·霍恩. 现代医疗批判——21 世纪的健康与生存 [M]. 姜学清，译. 上海：上海三联书店，2005：1.

130. 吕娜. 健康人力资本与经济增长研究文献综述 [J]. 经济评论，2009（6）：143-152.

131. 吕氏春秋 [M]. 张双棣，译注. 北京：中华书局，2007：23.

132. 马克思恩格斯全集：第 42 卷 [M]. 北京：人民出版社，1979：167.

133. 马克思恩格斯文集：第 1 卷 [M]. 北京：人民出版社，2009：52，196，532.

134. 马克思恩格斯文集：第 2 卷 [M]. 北京：人民出版社，2009：603.

135. 马克思恩格斯文集：第 9 卷 [M]. 北京：人民出版社，

2009：532.

136. 马克斯·韦伯. 经济与社会（上卷）[M]. 林荣远，译. 北京：商务印书馆，1998：57.

137. 马赛尔·德吕勒. 健康与社会——健康问题的社会塑造 [M]. 王鲲，译. 南京：译林出版社，2009：16-17.

138. 马晓伟. 以人民健康为中心实施健康中国战略 [J]. 求是，2018（20）：28-30.

139. 毛泽东. 纪念孙中山先生 [J]. 中华人民共和国国务院公报，1956（41）：1047.

140. 美国疾病预防控制中心. 流行病学原理：公共卫生实践中的应用 [M]. 曾光等译，北京：中国协和医科大学出版社，2009：48.

141. 孟子. 四书五经 [M]. 北京：中国友谊出版公司，1993：70.

142. 穆光宗. 不分年龄、人人健康：增龄视角下的健康老龄化 [J]. 人口与发展，2018（1）：11-13.

143. 聂静，马金兰. 利用边际医疗费用原理管理住院天数 [J]. 新疆医科大学学报，2015，38（8）：1044-1046.

144. 彭翔，张航. 健康中国视角下健康风险治理探讨 [J]. 宁夏社会科学，2019（1）：108-113.

145. 全国爱卫会关于命名2017—2019周期国家卫生乡镇（县城）的决定 [Z]. 2020-07-29.

146. 饶克勤. 我国慢性疾病"井喷"与健康风险管控 [J]. 中国卫生资源，2015，18（2）：80-82.

147. 人均 GDP 突破 1 万美元大关具有重要标志性意义 [EB/OL].（2020-01-17）[2021-01-21]. http：//www.scio.gov.cn/xwfbh/xwbfbh/wqfbh/42311/42438/zy42442/Document/1672087/1672087.htm.

148. 任洁 . 健康治理视域下提升老年人口生命质量的路径探析 [J]. 行政科学论坛，2017（8）：33-39.

149. 任晶晶 . 增强世卫组织权威和治理能力应成为国际共识 [N]. 光明日报，2020-05-24（11）.

150. 阮元校刻 . 十三经注疏 [M]. 北京：中华书局，1981：2764.

151. 阮元校刻 . 张耿光 . 庄子全译 [M]. 贵阳：贵州人民出版社，1991：33.

152. 尚虎平 . 激励与问责并重的政府考核之路——改革开放四十年来我国政府绩效评估的回顾与反思 [J]. 中国行政管理，2018（8）：85-92.

153. 申曙光，马颖颖 . 新时代健康中国战略论纲 [J]. 改革，2018（4）：17-28.

154. 世界卫生组织公布十条"健康"标准，你有几条上榜？[EB/OL].（2016-08-19）[2021-05-07]. https：//www.sohu.com/a/111230283_393121.

155. 世界银行 . 中国：卫生模式转变中的长远问题与对策 [M]. 北京：中国财政经济出版社，1994.

156. 四书五经 [M]. 第 2 版 . 陈戍国，点校 . 长沙：岳麓书社，2002：420.

157. 宋莉 . 1950 在消灭天花人类免疫成功的典范 [J]. 中国医院院长，2009（19）：24-25.

158. 宋律 . 健康治理中的群众参与及其实现路径 [J]. 中国农村卫生事业管理，2017，37（7）：810-812.

159. 宋新明 . 流行病学转变——人口变化的流行病学理论的形成和发展 [J]. 人口研究，2003（6）：52-58.

160. 孙春兰. 全面推进健康中国建设 [N]. 人民日报，2020-11-27（1）.

161. 孙新. 职业健康：挑战与展望 [J]. 中国职业医学，2018，45（2）：133-137.

162. 唐钧，李军. 健康社会学视角下的整体健康观和健康管理 [J]. 中国社会科学，2019（8）：130-148，207.

163. 唐贤兴，马婷. 中国健康促进中的协同治理：结构、政策与过程 [J]. 社会科学，2019（8）：3-15.

164. 王弼注，楼宇烈校释. 老子道德经注 [M]. 北京：中华书局，2011：120.

165. 王彩云. 当代中国民主建设中的价值理性和工具理性 [J]. 内蒙古社会科学（汉文版），2011，32（4）：9-14.

166. 王晨光，饶浩. 国际法中健康权的产生、内涵及实施机制 [J]. 比较法研究，2019（3）：21-36.

167. 王弟海，龚六堂，李宏毅. 健康人力资本、健康投资和经济增长——以中国跨省数据为例 [J]. 管理世界，2008（3）：27-39.

168. 王东进. 全民医保在健康中国战略中的制度性功能和基础性作用（下）[J]. 中国医疗保险，2016（12）：11-13.

169. 王昊，苏剑楠，王秀峰. 健康优先的基本内涵与实践经验 [J]. 卫生经济研究，2020，37（2）：3-6.

170. 王昊，张毓辉，王秀峰. 健康战略实施机制与监测评价国际经验研究 [J]. 卫生经济研究，2018（6）：38-40.

171. 王虎峰. 健康国家建设：源流、本质及治理 [J]. 医学与哲学（A），2017，38（3）：1-4，17.

172. 王曲，刘民权. 健康的价值及若干决定因素：文献综述

[J]. 经济学（季刊），2005（4）：1-52.

173. 王荣荣，张毓辉，王秀峰. 健康中国建设进程指数的建立与应用研究 [J]. 中国卫生政策研究，2019，12（9）：36-40.

174. 王绍光. 政策导向、汲取能力与卫生公平 [J]. 中国社会科学，2005（6）：101-120，207-208.

175. 王晓迪，俞春江，瞿先国，等. 治理视阀下公民参与"健康中国2030"战略的实施路径 [J]. 中国卫生政策研究，2017，10（5）：39-44.

176. 王贞彪，黄朝阳. 从疾病谱演变谈传染病教学改革与创新 [J]. 西北医学教育，2011，19（1）：199-201.

177. 威廉·考克汉姆. 医疗与社会：我们时代的病与痛 [M]. 高永平，杨渤彦，译. 北京：中国人民大学出版社，2014：78，138.

178. 卫健委：70年来中国人均预期寿命从35岁提高到77岁 [EB/OL].（2019-09-26）[2020-01-12].http：//www.chinanews.com/gn/2019/09-26/8966320.shtml.

179. 魏众. 健康对非农就业及其工资决定的影响 [J]. 经济研究，2004（2）：64-74.

180. 邬沧萍，姜向群. "健康老龄化"战略刍议 [J]. 中国社会科学，1996（5）：52-63.

181. 吴炳义，董惠玲，王媛媛，等. 我国老年人口失能判别及其对健康预期寿命影响分析 [J]. 人口学刊，2019，41（1）：101-112.

182. 吴睿，郭巍，袁廿一. 新时代"健康优先"融入"五位一体"总体布局的治理评价研究 [J]. 卫生经济研究，2021，38（9）：3-9.

183. 吴文强，郭施宏. 价值共识、现状偏好与共识变迁——以中国卫生政策为例 [J]. 公共管理学报，2018，15（1）：46-57，155-156.

184. 吴育林，赵悦彤. 从马克思人的劳动本质论理解"以人民为中心"发展理念 [J]. 思想政治教育研究，2019，35（2）：45-50.

185. 伍小兰. 健康老龄化：低成本应对人口老龄化的重要举措 [N]. 中国社会科学报，2015-01-16（B01）.

186. 习近平. 把培育和弘扬社会主义核心价值观作为凝魂聚气强基固本的基础工程 [N]. 人民日报，2014-02-26（1）.

187. 习近平. 把人民健康放在优先发展战略地位努力全方位全周期保障人民健康 [N]. 人民日报，2016-08-21（1）.

188. 习近平. 构建起强大的公共卫生体系，为维护人民健康提供有力保障 [EB/OL].（2020-09-15）[2021-01-12]. http：//www.qstheory.cn/dukan/qs/2020-09/15/c_1126493739.htm.

189. 习近平. 决胜全面建成小康社会夺取新时代中国特色社会主义伟大胜利——在中国共产党第十九次全国代表大会上的报告 [N]. 人民日报，2017-10-28（1）.

190. 习近平. 在庆祝海南建省办经济特区 30 周年大会上的讲话 [N]. 人民日报，2018-04-14（2）.

191. 习近平. 在庆祝中国共产党成立 95 周年大会上的讲话 [N]. 人民日报，2016-07-02（2）.

192. 习近平谈治国理政：第 2 卷 [M]. 北京：外文出版社，2017：213-214.

193. 习近平谈治国理政：第 3 卷 [M]. 北京：外文出版社，2020：16.

194. 习近平谈治国理政 [M]. 北京：外文出版社，2014：91.

195. 习近平在十八届中央政治局常委同中外记者见面时强调人民对美好生活的向往就是我们的奋斗目标 [N]. 人民日报，2012-11-16（1）.

196. 夏翠翠，李建新. 健康老龄化还是病痛老龄化——健康中国战略视角下老年人口的慢性病问题 [J]. 探索与争鸣，2018（10）：115-121，144.

197. 现代汉语大词典 [M]. 上海：汉语大词典出版社，2000：403.

198. 肖滨. 改革开放以来中国公民权利成长的历史轨迹与结构形态 [J]. 广东社会科学，2014（1）：70-78.

199. 徐晓冬. 制度体系现代化：理论经纬和技术细节——宏观、中观和微观分层研究框架 [J]. 人民论坛，2013（34）：44-46.

200. 杨劼，卢祖洵. 健康的文化视角与健康文化的基本内涵 [J]. 医学与社会，2005（1）：19-20，23.

201. 杨金侠. 把健康融入所有政策中 [N]. 人民日报，2016-11-03（9）.

202. 杨胜慧，张刚. 自理预期寿命测量老年人口健康状况 [N]. 中国社会科学报，2019-12-04（5）.

203. 杨胜群. 邓小平提出"三步走"发展战略 [EB/OL].（2019-03-07）[2021-01-12]. http：//cpc.people.com.cn/n1/2019/0307/c69113-30961722.html.

204. 杨团. 中国长期照护的政策选择 [J]. 中国社会科学，2016（11）：87-110.

205. 杨昕. 健康老龄化进程中的综合社会政策响应 [N]. 中国社会科学报，2019-08-09（4）.

206. 杨延圣. 五大发展理念的"合规律性"与"合目的性" [J].

观察与思考，2016（8）：92-96.

207. 杨忠伟. 人类健康概念解读 [J]. 体育学刊，2004（1）：132-134.

208. 衣永红，包晓峰."中国梦"内蕴的合规律性与合目的性 [J]. 四川理工学院学报（社会科学版），2014，29（2）：39-46.

209. 余成普. 中国农村疾病谱的变迁及其解释框架 [J]. 中国社会科学，2019（9）：92-114，206.

210. 袁廿一. 推动构建"健康优先"的中国特色和谐劳动关系 [J]. 中国劳动关系学院学报，2021，35（5）：57-67.

211. 袁廿一. 应然与实然：健康中国视域下"健康优先"的迷思与破解 [J]. 重庆理工大学学报（社会科学），2021，35（10）：173-180.

212. 袁廿一，陆万军，马金辉. 健康优先的治理方略研究 [J]. 当代经济管理，2018，40（3）：37-40.

213. 袁廿一，张东献，刘学军. 新时代"健康文化"的概念建构及路径启示——以海南省"健康文化"建设为例 [J]. 江汉大学学报（社会科学版），2019，36（4）：28-35.

214. 袁廿一. 弘扬健康文化促进健康发展 [N]. 海南日报，2019-07-17（A07）.

215. 原新. 积极应对人口老龄化是新时代的国家战略 [J]. 人口研究，2018，42（3）：3-8.

216. 张车伟，赵文，程杰. 中国大健康产业：属性、范围与规模测算 [J]. 中国人口科学，2018（5）：17-29，126.

217. 张雷声. 论中国特色社会主义的理论逻辑和历史逻辑 [J]. 马克思主义研究，2014（2）：42-49.

218. 张璐，孔灵芝. 预防慢性病：一项至关重要的投资——

世界卫生组织报告 [J]. 中国慢性病预防与控制，2006（1）：1-4.

219. 张敏才，莫辰. 发展人口健康文化推进健康中国建设 [N]. 中国人口报，2016-06-02（3）.

220. 张文宏，于宜民. 居民自评健康的社会影响因素研究 [J]. 东岳论丛，2019，40（9）：31-41，191.

221. 张宇. 马克思生产逻辑的五重维度及其对资本逻辑的批判意义 [J]. 马克思主义研究，2016（3）：95-101.

222. 支继超. 健康政治：现代国家建构中的疾病治理——理解现代国家建构的新维度 [J]. 学术交流，2020（7）：54-62.

223. 中共中央关于制定国民经济和社会发展第十四个五年规划和二〇三五年远景目标的建议 [EB/OL].（2020-11-03）[2020-11-12].http：//www.gov.cn/zhengce/2020-11/03/content_5556991.htm.

224. 中共中央关于制定国民经济和社会发展第十四个五年规划和二〇三五年远景目标的建议 [N]. 人民日报，2020-11-04（1）.

225. 中共中央国务院关于构建和谐劳动关系的意见 [N]. 人民日报，2015-04-09（1）.

226. 中共中央国务院印发《"健康中国 2030"规划纲要》[J]. 中华人民共和国国务院公报，2016（32）：5-20.

227. 中共中央国务院印发《"健康中国 2030"规划纲要》[J]. 中华人民共和国国务院公报，2016（32）：5-20.

228. 中共中央国务院印发《海南自由贸易港建设总体方案》[J]. 中华人民共和国国务院公报，2020（17）：5-16.

229. 中共中央宣传部. 习近平新时代中国特色社会主义思想三十讲 [M]. 北京：学习出版社，2018：17.

230. 中国共产党第十八届中央委员会第五次全体会议公报 [N].[J]. 求是，2015（21）：3-7.

231. 中国社会科学院语言研究所词典编辑室. 汉语词典 [M]. 北京：商务印书馆，1983：558.

232. 中华人民共和国国民经济和社会发展第十四个五年规划和 2035 年远景目标纲要 [N]. 人民日报，2021-03-13（1）.

233. 中华人民共和国国务院新闻办公室. 中国健康事业的发展与人权进步 [N]. 人民日报，2017-09-30（9）.

234. 中华人民共和国基本医疗卫生与健康促进法 [EB/OL].（2019-12-29）[2020-01-12]. http：//legal.people.com.cn/n1/2019/1229/c42510-31527228.html.

235. 中华人民共和国宪法 [EB/OL].（2018-03-22）[2020-01-12]. http：//www.gov.cn/xinwen/2018-03/22/content_5276319.htm.

236. 周婷. 跨国比较视角下政府卫生筹资影响健康水平的实证研究 [J]. 世界经济研究，2017（6）：40-49，135-136.

237. 周易·系辞上. 崔波注译 [M]. 郑州：中州古籍出版社，2007：362-386.

238. 朱玲. 健康投资与人力资本理论 [J]. 经济学动态，2002（8）：56-60.

239. 朱玲. 政府与农村基本医疗卫生保健保障制度选择 [J]. 中国社会科学，2000（4）：89-99，206.

240. 朱启贵. 全面深化改革视野下的评价机制设计——对当前我国经济社会发展考评体系的思考 [J]. 人民论坛·学术前沿，2014（20）：50-61，81.

241. 朱卫东，张超，吴勇. 大数据与"五位一体"的国家战略应用布局 [J]. 毛泽东邓小平理论研究，2017（3）：8-14，108.

242. 朱喜安，魏国栋. 熵值法中无量纲化方法优良标准的探讨 [J]. 统计与决策，2015（2）：12-15.

243. 朱雅丽，原新 . 人口健康：从生物医学模式到生态系统途径 [J]. 人口研究，2008（6）：55-58.

244. 庄子·齐物论 . 曹础基注说 [M]. 开封：河南大学出版社，2008：104.

245. 总报告起草组 . 国家应对人口老龄化战略研究总报告 [J]. 老龄科学研究，2015，3（3）：4-38.